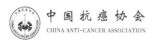

中国抗癌协会
CHINA ANTI-CANCER ASSOCIATION

内镜诊疗

中国肿瘤整合诊治技术指南（CACA）

CACA TECHNICAL GUIDELINES FOR HOLISTIC INTEGRATIVE MANAGEMENT OF CANCER

2023

丛书主编：樊代明

主　编：令狐恩强　金震东　周平红

　　　　包　郁　徐国良　王贵齐

U0244931

天津出版传媒集团

天津科学技术出版社

图书在版编目(CIP)数据

内镜诊疗 / 令狐恩强等主编 . -- 天津 : 天津科学
技术出版社, 2023.8
("中国肿瘤整合诊治技术指南(CACA)"丛书 /
樊代明主编)
ISBN 978-7-5742-0911-4

Ⅰ.①内… Ⅱ.①令… Ⅲ.①内窥镜－应用－肿瘤－
诊疗 Ⅳ.①R73

中国国家版本馆CIP数据核字(2023)第040009号

内镜诊疗
NEIJING ZHENLIAO

策划编辑： 方　艳
责任编辑： 张建锋
责任印制： 兰　毅

出　　版：　天津出版传媒集团
　　　　　　天津科学技术出版社
地　　址：　天津市西康路35号
邮　　编：　300051
电　　话：　(022)23332390
网　　址：　www.tjkjcbs.com.cn
发　　行：　新华书店经销
印　　刷：　天津中图印刷科技有限公司

开本 787×1092　1/32　印张8.75　字数135 000
2023年8月第1版第1次印刷
定价:102.00元

编委会

丛书主编

樊代明

主　编

令狐恩强　金震东　周平红　包　郁　徐国良　王贵齐

副主编（以姓氏拼音为序）

和水祥　贺　舜　黄永辉　金发光　李全林　李时悦
李增军　蔺　蓉　刘建强　刘思德　孟文勃　潘阳林
施　宏　王邦茂　王广发　王　实　王晓艳　吴令英
吴　齐　邢念增　徐　红　许良璧

编　委（以姓氏拼音为序）

陈丹峰　陈丰霖　陈　磊　陈伟庆　陈卫刚　陈　曦
程　渊　代震波　邓　凯　窦利州　尔丽绵　顾　兴
顾　晔　何玉琦　侯　刚　黄　贺　黄　瑞　黄晓俊
季　峰　贾建军　江振宇　姜春萌　姜　葵　黎建军
李爱民　李红灵　李　楠　李　宁　李瑞光　李士杰
李伟峰　李晓波　李修岭　李　茵　李　跃　林世永
林香春　凌安生　刘　勇　刘爱群　刘成霞　刘改芳
刘　丽　刘与之　刘芝兰　罗广裕　罗琳娜　缪应雷
倪晓光　钱冬梅　秦　昂　覃山羽　邱宁雷　任洪波
戎　龙　石安辉　单宏波　司　岑　孙明军　汤琪云

田　力　　宛新建　　汪　荣　　王福让　　王建红　　王　娟
王韶峰　　王　伟　　王学红　　王亚雷　　吴明利　　吴正奇
谢　芳　　谢　睿　　许洪伟　　许良壁　　闫秀娥　　闫　妍
杨飞亚　　杨建锋　　杨锦林　　杨秀疆　　叶雄俊　　张嘉刚
张　蕾　　张　铭　　张荣春　　张　勇　　张月明　　赵　锐

目录 Contents

第一章

肿瘤内镜诊疗概述

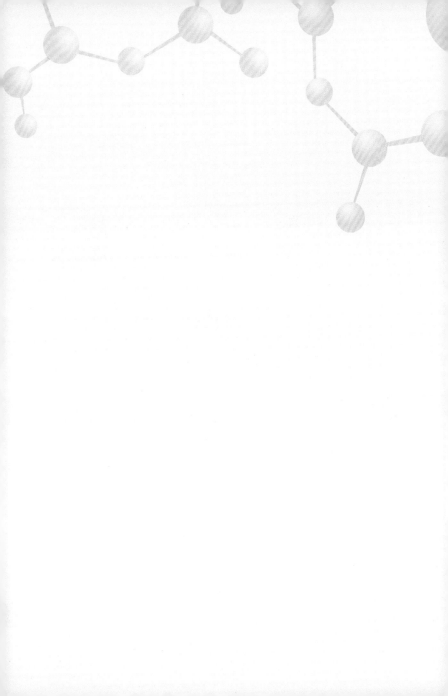

内镜技术自20世纪中期开始迅速发展，目前已成为肿瘤诊断及治疗不可缺少的重要手段之一。常用技术包括胃镜、肠镜、支气管镜、超声内镜（endoscopic ultrosonography，EUS）、经内镜逆行胰胆管造影术（endoscopic retrograde cholanggiopancreatography，ERCP）以及泌尿系内镜与妇瘤内镜等。本节以胃肠镜发展作为概述。

胃肠镜是消化道内镜最传统的检查和治疗技术，经过多年迅速发展以及操作医师技术水平的不断提高，胃肠镜不仅简单用于消化道肿瘤的检查及活检诊断，其应用领域已扩展至早期消化道肿瘤内镜治疗、晚期姑息治疗等多个方面。其中早期肿瘤治疗已发展出多种治疗方式，如内镜黏膜切除术（endoscopic mucosal resection，EMR）和内镜下黏膜剥离术（endoscopic submucosal dissection，ESD）及内镜下射频消融术（radio frequency ablation，RFA），而对消化道黏膜下肿瘤近年发展了内镜经黏膜下隧道肿瘤切除术（submucosal tunneling endoscopic resection，StER）、内镜黏膜下挖除术（endoscopic submuco salexcavation，ESE）及内镜下全层切除术（endoscopic full-thicknessresection，EFR），这些技术的出现使胃肠镜已成消化道肿瘤治疗一项不可缺少的重要手段。

我国对消化道肿瘤目前仍以中晚期整合治疗为主，多数患者确诊时已为晚期，因此晚期肿瘤的姑息减症治疗仍是肿瘤治疗一个重要内容。消化道内镜在肿瘤姑息减症治疗中也起重要作用。如内镜下营养管植入、胃造瘘提供梗阻患者营养，消化道支架植入解除梗阻，胆道支架解除梗黄等，在减症同时也为进一步的整合治疗创造了条件，是中晚期消化道肿瘤治疗的重要补充。

超声内镜（EUS）是对内镜检查及治疗范围的进一步拓展，通过消化道或呼吸道这些超声检查窗口，使比邻周围器官获得更清晰检查图像，对某些深部器官检查病变要明显优于体外超声，是近年来发展最快的内镜技术。EUS对消化道肿瘤如食管癌、胃癌及大肠癌的T分期要优于CT等影像学检查，EUS对胰腺癌可切除性的判断也具一定临床意义。超声内镜引导下细针穿刺活检术（endoscopic ultrasonography - fine needle aspiration，EUS-FNA）可取得纵隔淋巴结，胰腺及胆管组织，盆腔直肠周围器官组织，直接进行病理诊断，使其诊断概率大为提高。近年介入超声内镜术亦发展迅速，已能实现诸如引流、吻合等多种临床应用，进一步推动了内镜术的进步。

经内镜逆行胰胆管造影术（endoscopic retrograde cholanggiopancreatography，ERCP），是临床处理胆胰疾病重要手段。随着ERCP技术及器械发展，已能在透视监视下甚至内镜直视下取到胆管及胰管内组织或细胞进行病理诊断，以明确是否有肿瘤性疾病存在。ERCP下胆管内超声小探头检查可明确病变范围，而新近发展细径内镜系统可借助导丝引导直接伸入胰胆管内进行检查。此外，ERCP术更注重用于治疗而非简单诊断性检查，如胆管支架解除梗阻性黄疸、胰胆管内肿瘤的射频消融治疗等。

关于内镜在其他系统肿瘤诊疗中的应用将在后面各章中详述。

一、内镜发展沿革

医用内镜发展经历了漫长时期，主要分为三个阶段。

（一）硬性内镜

1806年德国人Philipp Bozzini发明了硬性医用内镜，当时叫光导器（Lichtleiter），用于检查膀胱和尿道，打开了医用内镜应用和发展之门。首次将"Lichtleiter"用于人体是法国外科医生 Desormeaux，他被许多人誉为"内镜之父"。但早期硬性医用内镜插入人体困难，给患者带来很大痛苦，且视野亮度低、成像不清晰、观察盲点多、诊断效果差等问题，极大限制了其发展和应用。随着设备不断改进，现代硬性内镜已技术成熟、图像清晰，可行手术和摄像，特殊情况下是临床诊疗的唯一可靠工具，如膀胱镜、宫腔镜、关节镜等。

（二）纤维内镜

1932 年 Schindler 和柏林器械制造师 Georg Wolf 制成一种半可曲胃镜，开创了软性医用内镜的先河。1954 年英国人 Hopkins 等发明了光导纤维技术，推动了医用内镜的革新与发展。1957 年 5 月 Hirschowitz 展出首台纤维光学胃十二指肠镜，以光导纤维作为导光、传像元件，采用外部强冷光源照明，可进行摄影（像），同时在先端部加上可弯曲元件，操作者可控制其弯曲方向，便于插入人体，成为真正的软性医疗器械产品。

（三）电子内镜

1983 年美国 Welch Allyn 公司推出世界上首台电子内镜，并应用于临床，实现了内镜发展史上的历史性突破。电子内镜通过CCD（charge coupled device，电荷耦合元件）导像，不存在因光导纤维折断而致黑点增多、视野变暗情况，因此更加实用。电子内镜通过显示器显像，适合教学和观摩，通过与计算机连接，在图像记录、保存及检索等有明显优势。

内镜检查术在我国自1954年开展以来，已有近70年历史。1970年初，北京协和医院在国内首先引进纤维内镜，之后内镜技术在我国得到蓬勃发展。随着现代电子技术、材料科学和其他相关学科发展，用于内镜的材料、技术日益先进，内镜操作更加灵活安全，几乎达到无腔不进、无孔不入境地。近来，随着人工智能引入，内镜诊断更加精准、自信。除诊断外，还可在内镜下进行冷切除、电切除、胆胰管取石、胆胰管引流、内镜下止血、激光治疗、氩离子凝固术、光动力治疗、支架置入术等多种微创治疗，在一定程度上替代了许多创伤较大的传统外科手术，显示光明发展前景。

二、内镜的技术原理及进展结果

（一）基本构成

一整套电子内镜系统的构成除电子内镜外，还包括图像处理装置、冷光源、监视器及台车等周边设备。电子内镜主要分为三个部分：插入部、操作部和导光插头部。

（1）插入部：包括前端部、插入管和弯曲管，主要功能是进入患者体内，用于观察图像，前端可提供治疗通道。插入管进入人体后，弯曲管能实现角度弯曲功能，前端部包括获取图像功能最重要的元器件CCD、具有冲洗镜面及体内送气功能的喷嘴、提供光亮照明导光束、提供治疗通道出口的钳子管道口等。

（2）操作部：包括角度控制旋钮和卡锁、可预先设定功能的遥控按钮、吸引阀按钮、送水/送气按钮、提供治疗附件通道口活检口等。

（3）导光插头部：包括电气接头、光导接口、送水/送气接头及各种电缆线和管道等，主要功能是传达电器信号，将光、水、空气通道分别与主机和光源连接。

（二）工作原理

电子内镜，就是在内镜的前端设置固体摄像器件，应用电视监视器来观察图像的装置。电子内镜的核心部件是电荷耦合器件（CCD），具有图像光电转换、信号电荷存储、信息转移与读出等功能，决定电子内镜图像质量。具体工作步骤分四个环节：①电子内镜利用冷光源发出的光经过光导纤维传递，物镜将检查部位成像给CCD，CCD将光信号转换成电信号；②执行信号电荷存储，在光积分过程中将所有像元产生的光电荷存储至光敏二极管中；③通过电缆传输将光电荷转移至图像处理装置，图像处理装置将这些电信号贮存和处理；④在监视器上形成视频信号，显示出受检部位高清晰、色彩逼真的图像。

（三）技术进展

近年，电子内镜逐渐发展为高清电子内镜，分别与光学放大技术、超声技术、共焦显微镜技术等整合，发展出放大内镜、细胞内镜、超声内镜和共聚焦内镜等。从目前看，电子内镜的发展趋势主要有两方面：①高清分辨率。图像质量直接影响电子内镜应用，高分辨率仍是内镜研究重点，医学诊断和治疗仍需更高分辨率的内镜；②智能化。内镜系统集成人工智能辅助诊断系统可实时分析内镜图像以检测病变，实现自然腔道内病变计算机辅助诊疗，可以提高检出率。

三、内镜在肿瘤诊疗中的应用

中国在内镜新器械、新技术应用上基本与世界同步，但必须清醒看到，目前国内内镜诊疗尤其是肿瘤内镜规范化诊断和治疗水平与国际先进水平还有一定差距。无论是内镜专科医师的正规化培训，还是内镜诊治适应证、禁忌证、操作技术的掌握、术后处理及并发症预防、内镜消毒与管理和维护等都存在一些问题。欧美各国内镜学术组织相继在内镜培训、诊疗及内镜设备消毒、维护等方面制定了系统完善的标准和制度。针对肿瘤内镜规范化中存在的问题，应当切实规范肿瘤内镜医师的培训，逐渐建立、完善、实行内镜培训体系。强调肿瘤内镜操作规范，严格掌握内镜诊疗的适应证和禁忌证，培养规范化操作，建立统一标准。规范内镜诊断标准，临床内镜医生应不断学习国内外内镜诊疗理论和指南，对目前内镜下诊断标准的学习、理解，并在工作中探索存在的问题，逐步修正。只有重视内镜规范化诊治，才能不断提高我国内镜诊疗技术和质量，更好地为广大患者服务。

第二章

呼吸系肿瘤内镜诊疗技术

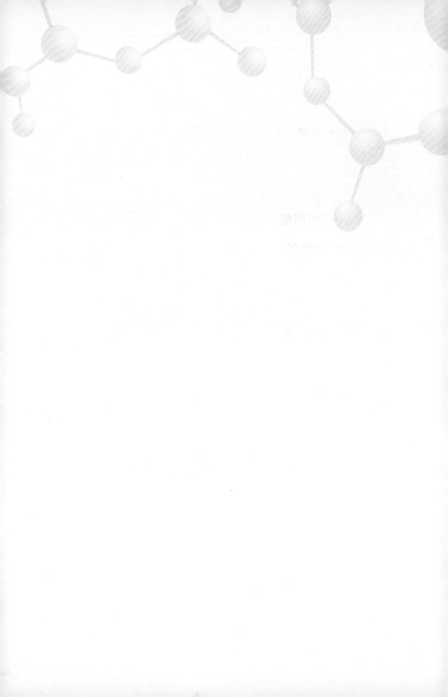

一、肺癌内镜诊疗术

(一) 适应证

(1) 疑诊气管、支气管、肺脏肿瘤或肿瘤性病变需确定病理分型，或对肿瘤治疗后分子病理学诊断和评价。

(2) 不明原因咯血持续1周以上，临床难以解释、病情进展或疗效欠佳的咳嗽患者，怀疑气管支气管肿瘤。

(3) 原因不明突发喘鸣、喘息，尤其是固定部位闻及鼾音或哮鸣音，需排除肿瘤引起的大气道恶性狭窄或梗阻。

(4) 原因不明纵隔淋巴结肿大、纵隔肿物，需获取病理学标本，进行诊断。

(二) 禁忌证

(1) 急性心肌梗死后4周内不建议行支气管镜检术。

(2) 活动性大咯血行支气管镜检查术风险较高，做好建立人工气道及急救准备。

(3) 血小板计数<20×10⁹/L时、妊娠期间不推荐行支气管镜检术。

(4) 恶性心律失常、不稳定心绞痛、严重心肺功能不全、高血压危象、严重肺动脉高压、颅内高压、急性脑血管事件、主动脉夹层、主动脉瘤、严重精神疾病及全身极度衰竭等，并发症风险高，必须行支气管镜检术应做好抢救准备。

（三）检查方法与操作流程

（1）患者的告知及知情同意。

（2）术前准备：术前4小时禁食，术前2小时禁水；全身麻醉应在支气管镜检术前8小时禁食，术前2小时禁水。拟行活检提前5~7天停用氯吡格雷，提前3~5天停用替格瑞洛，小剂量阿司匹林可继续使用。提前5天停用华法林。若术后无明显活动性出血，可在支气管镜检术后12~24小时恢复使用，即操作当天夜里或第2天晨起恢复使用。

（3）如无禁忌证，常规给予镇静剂。短效苯二氮类镇静剂咪达唑仑为操作中清醒镇静的首选药物。局部麻醉首选利多卡因，且鼻部麻醉推荐使用2%利多卡因凝胶。咽喉部麻醉时，使用1%利多卡因喷雾，支气管镜通过声带前应局部给药。行气道麻醉时，首选利多卡因，推荐最大剂量不超过6~7 mg/kg。

（4）依次进镜观察声门、主气管、主支气管及段支气管及其分支。

（四）检查注意事项

（1）镜下所见新生物活检时，5块活检标本可满足病理免疫组化染色及基因检测需要，保证诊断率。病变部位活检尽量避开血管，夹取代表性组织。

（2）镜下所见支气管黏膜呈浸润性病变或高度怀疑肿瘤时，联合进行活检、刷检和冲洗，且应在其他操作后冲洗，以提高阳性率。

（3）经支气管镜刷检一般在直视下于活检后或活检前直接进行。将细胞刷经钳孔插入至病变部位，稍加压力，旋转刷擦数次，将细胞刷退出，将刷出物立刻涂片3~4张，分别送检细胞学及细菌学检查，送细胞学检查涂片置于95%酒精中固定。为避免采取的下呼吸道标本被上呼吸道细菌污染，保护性标本刷经纤维支气管镜采集标本，大幅度减少污染机会。刷检力度：无阻力，说明细胞刷未刷到肺组织，很可能是无效刷检；阻力太大，不要强行刷检。刷检频率：每次刷检10~20个来回；次数2~5次，根据标本决定。

（五）并发症处理

（1）低氧为支气管镜检术常见并发症，推荐术中通过鼻、口或人工气道吸氧。当脉搏氧饱和度明显下降（即 SpO_2 绝对值下降>4%，或 SpO_2<90%）并持续超过1分钟时，应提高吸氧浓度，必要时停止操作，以减少低氧相关损伤发生。

（2）支气管镜检术中，应监测镜下出血情况，如出现中重度以上出血，需以支气管镜阻塞活检的叶段支气管，局部使用肾上腺素或冰盐水止血，或放置支气管阻塞球囊或导管、外科介入，使用全身抗凝剂，危重病人需进重症监护室，并给予相应处理。

（3）支气管镜检术后气胸总体发生率约为0.1%。若出现相关症状，临床怀疑气胸时则应尽快拍摄胸片以确定或排除诊断。

（4）支气管镜检术所致菌血症发生率约为6%。术后部分患者可因肺泡巨噬细胞释放某些炎性介质出现一过性发热，发生率为5%~10%，常不需特殊处理，但应与术后感染鉴别。

二、气管镜下外周肺结节活检术

由于常规支气管镜操作对肺外周结节或病变（peripheral pulmonary lesions，PPL）诊断率低，常需借助影像学引导下行支气管镜活检术。

（一）适应证

（1）用于PPL的活检。

（2）用于标记PPL的位置，包括染色标记、放置基准标记。

（3）用于探索性研究，将相关治疗工具或手段递送至肺部恶性结节，这类治疗包括冷冻疗法、近距离治疗、射频消融术和微波消融术等。

（二）禁忌证

（1）一般禁忌证基本与标准支气管镜术相同，包括凝血功能障碍、血流动力学不稳定。此外，该类技术仅建议在有专业技术的医疗中心使用。

（2）特定禁忌证：装有心脏起搏器和除颤器为电磁导航支气管镜相对禁忌证。

（三）检查方法及操作流程

1.仿真支气管镜导航（virtual navigational bronchoscopy，VNB）

利用导航系统引导设备（如超细支气管镜）沿气道到达目标病灶。包括如下操作流程：

（1）计划阶段：首先，采集CT扫描图像并传输至计算机工作站，利用特定软件规划到达目标病灶的路径，该步骤常在计划活检操作当日或数日前完成。

（2）引导阶段：利用获得的气道路径虚拟图像，并与支气管镜的实时图像同步插入，直达目标病灶。这有利于支气管镜经气道逐支推进至目标病灶。

（3）活检阶段：根据所选病灶活检取样，取样方法可以是经内镜工作通道放置标准毛刷和活检钳进行取样，有时还会借助透视引导。也以通过引导鞘经支气管镜工作通道放置支气管内超声探头，显示目标结节并确认其位置，随后移出超声探头并留置引导鞘，使用取样装置刷检或活检取样，有时还会借助透视。

2.电磁导航支气管镜检术（electromagnetic navigation bronchoscopy，ENB）

该技术整合了电磁场及仿真图像进行导航。

（1）计划阶段：用薄层CT数据生成到达PPL路径，操作者根据软件建议路径进行选择，也可在计划阶段调整或改变路径。

（2）引导和活检阶段：操作前将电磁定位板置于患者胸部下方，以便在操作过程中实时追踪引导导管。将引导导管和鞘一起通过支气管镜工作通道插入，并据计算机提供的方向和距离引导一起实时推进，直达目标病灶。然后使用刷检或活检方式进行取样操作。ENB系统成本高，其应用要求丰富操作经验和培训。

3.径向探头支气管内超声（radial probe endobronchial ultrasound，RP-EBUS）

通过气管镜工作管道插入20 MHz或30 MHz微型超声探头，进而360°显像肺实质，探头体积较小有利于向远端延伸进入亚肺段支气管。

（1）本身并非导航工具，常用作确认是否到达病灶的辅助成像工具，活检过程与ENB等技术类似。

（2）通过其他导航技术到达目标病灶后，置入RP-EBUS，超声实时显像证实导航准确性，移出径向探头，送入活检装置，以获取组织或刷检。

4.X线引导下支气管镜操作

包括透视引导下支气管镜和CT引导下支气管镜。通过X线提供的实时影像直接引导支气管镜或器械到达目标病灶，同时还能确认活检钳开合程度，以及毛刷和活检钳是否位于病灶内，然后进行取样操作。

5.超细支气管镜（ultrathin bronchoscope，UTB）

UTB是更小型纤维支气管镜，直径为2.8~3.5 mm，可进入更小二级或三级支气管。常联合其他影像引导手段以达周围肺病灶进行活检。由于工作通道小，仅能容纳更小活检器械，常很少单独使用UTB技术。

（四）技术注意事项

对邻近胸壁的PPL或深部病灶，若无需穿过叶间裂且病灶周围无肺气肿，首选CT引导下活检，其诊断率高于其他技术。若具备专业技能，气管镜下外周肺结节活检术可替代CT引导下活检，尤其对有气胸高风险患者。实施过程涉及多量步骤和操作，费时较长，常超出中度镇静下能耐受的常规操作持续时间，因此多会选择在深度镇静或全麻下进行。

（五）并发症处理

患者常能良好耐受气管镜下外周肺结节活检术，并发症发生率为0~8%。并发症范围及发生率与操作相关（如，气胸和出血）和/或与镇静相关（如，低血压）。气胸常需放置胸管引流。出血可局部药灌洗、球囊压迫、介入治疗等手段。

三、气管镜下细针穿刺技术

经气管镜下细针穿刺术（transbronchial needle aspiration，TBNA）是指用针穿过支气管壁获取细胞样本，用于对紧邻支气管树的肺和/或肺门/纵隔病变进行组织取样。支气管镜可引导术者至靶病灶如肺部肿块或淋巴结，随后将针通过支气管镜工作通道，穿过支气管壁，并抽吸组织标本，用于细胞学、组织学或细菌学分析。TBNA穿刺针还可用于对支气管内病变取样，文献常称支气管内针吸活检（endobronchial needle aspiration，EBNA）。

（一）适应证

（1）肺癌患者淋巴结分期。

（2）不明原因肺门和（或）纵隔淋巴结肿大的诊断或治疗过程中再诊断、再分期。

（3）支气管内或周围及邻近气道肺实质占位、纵隔占位的诊断。

（二）禁忌证

（1）TBNA的禁忌证同支气管镜检查禁忌证。

（2）难以纠正的出血倾向。

（3）严重低氧血症，检查期间不能维持充分氧合的难治性缺氧。

（4）血流动力学不稳定及严重心肺功能障碍，如严重高血压、低血压、新近发生的心肌梗死或近期心肌缺血、心衰控制欠佳等。

（5）严重上腔静脉阻塞综合征、不稳定型或重度阻塞性气道疾病、多发肺大疱。

（6）未获知情同意或患者无法配合。

（三）操作流程

1. 术前准备

详细询问患者病史，测量生命体征，排除禁忌证。根据CT和（或）PET-CT等影像学资料明确靶病灶部位。

2. 麻醉与体位

局麻（可联用镇静药）或全麻（喉罩或气管插管）均可，平卧位。

3. 手术步骤

（1）插入内镜。常经口进镜，按口腔弧线将内镜推入咽穹隆，观察到声门，直视下将内镜插入气管，注意避免损伤声带。

（2）确定穿刺位置。内镜插入气管后，将探头放置在目标病灶区域，适度膨胀水囊，选择穿刺位置。

（3）穿刺。将穿刺针置入内镜并固定妥当。推出鞘管至拟行穿刺点，固定鞘管。释放穿刺针调节器，推进针前端，使其刺入目标病灶。尽量保持镜身伸直，且将针以垂直方式经软骨间隙穿透气道壁。根据所用针类型，退出针芯，采取或不采取负压，进行10~20次抽插收集标本，过程中注意观察是否抽吸出大量血液、脓液。操作结束时将穿刺针完全退回鞘管。可重复上述步骤数次直至获得满意标本。

（4）制备标本。对取得样本恰当处理至关重要。用针芯推出样本，根据细胞学或组织学要求处理。通常细胞学可用注射器吹送至玻片上涂片及液基细胞学检查，组织学需经中性甲醛溶液固定后送检。最后应用生理盐水及气体清洗穿刺针针道，可将冲洗液一并送细胞学检查。条件允许可行快速现场细胞学检查：操作过程中，简单处理后即可当场观察细胞形态，实时指导穿刺操作。针吸获得的组织标本可行辅助检测，取到细胞学样本，也可通过细胞块制备等进行进一步免疫组化、荧光原位杂交及其他分子辅助检测。

（四）注意事项及并发症

如采取正确操作流程，TBNA后并发症率很低。

（1）操作相关：出血及感染。穿刺中穿刺点渗血常为自限性，出血常来源于气管支气管壁中扩张血管，不是穿刺到了纵隔中大血管。通过穿刺镜头端的球囊压迫及局部喷洒止血药均可有效止血。实性病变穿刺后的感染发生率很低，常不建议预防性用抗生素。

（2）镇静相关：低血压及低氧血症，可对症处理。

（3）损坏支气管镜工作通道：最常见不良事件。穿刺过程中应确保：①将针通过工作通道期间，保持针斜面末端在鞘管内。②穿刺时鞘管在视野中可见。③回撤针时，保持针的斜面末端在鞘管内，否则容易损伤内镜及污染标本。

四、气管镜下支架植入技术

气道支架或称气管支气管假体，是一种可置入气道的带中空管腔的管状装置，常由支气管镜置入，可用于治疗多种大气道疾病。

（一）适应证

（1）气管、支气管内良恶性肿瘤或外压性病变引起的气管、支气管狭窄。

（2）良性或恶性气管食管瘘或支气管食管瘘封堵。

（二）禁忌证

（1）气管出血。

（2）心肺功能严重损害者。

（3）气管、支气管存在严重感染的患者。

（4）大气道狭窄合并多发小气道狭窄、阻塞，严重气胸、纵隔皮下气肿。

（5）肿瘤累及声门引起声门及声门下狭窄、支架规格与病灶情况不符。

（三）技术操作及流程

1.术前检查

（1）实验室检查：血常规、凝血功能、血生化、血气分析、传染病相关检查、心电图、肺功及超声心动图检查。

（2）影像学检查：胸部CT平扫及气道三维重建，必要时颈部CT，建议行增强及病灶处薄层扫描。

2.术前准备

（1）签知情同意书及病情告知：告知患方支架置入过程、术中及术后风险及并发症、预后及随访。并告知其他可选择治疗方案，取得患方同意。

（2）麻醉选择：单纯性病变局麻或基础麻醉下用可弯曲支气管镜引导操作。对气管及支气管处有较大肿瘤，堵塞管腔，或放置分叉支架，建议全麻。

3.支架置入方法

（1）恶性气道狭窄可直接放置支架，也可先用激光、电烧灼、冷冻等清除瘤组织，扩宽气道后再放置。

（2）良性气道狭窄可直接放置支架，也可经球囊或电针切割后再放支架。

（3）放置方法有几种：①支气管镜直视下置入；②X线透视引导下置入；③硬质支气管镜联合可弯曲支气管镜引导下置入。操作关键点：①分叉形覆膜支架最好在硬质支气管镜下或X线透视引导下放置；②支架完全膨胀常在24~48小时，如放置时支架膨胀不全可用球囊扩张；③支架释放后可用活检钳抓住回收线调整支架位置。

（四）操作注意事项

1.支架类型和规格选择

根据颈胸部CT、支气管镜等检查，了解病变性质、长度、气道内径等，选择支架种类和规格。

（1）支架类型：根据病变性质选择支架类型，恶性气道狭窄，预计生存期较长者首选覆膜支架，生存期较短者也可放置裸支架。良性气道狭窄慎用金属裸支架，各种气道瘘封堵均需覆膜支架。紧急情况下可短期放置裸支架，病情平稳后尽快取出或更换覆膜支架。

（2）支架形状：确定病变适合置入支架时，评估病变距离、长度、形状和直径，及与近端和远端通畅气道的距离。同时采用支气管镜及回顾胸部CT的轴向、冠状面和矢状面视图评估。评估完成后，可选最佳气道支架并计划置入。常备多种型号支架，以便为每位患者选择最合适支架。也可定制气道支架，部分患者可能要放置多个支架。选择支架（类型和大小）时要考虑以下因素：需要治疗的病变类型、大小和位置，以及将来可能需要使用的时长，患者意愿，费用和术者是否具备相关知识与技能。常多在中央气道（气管、主干支气管和中间段支气管）放置支架，但亦逐渐出现在较小气道中置入支架趋势。

2.支架置入术后注意事项

（1）支架置入24~48小时复查胸片或胸部CT，了解支架扩张及有无移位、气胸等。

（2）支架置入48~72小时复查支气管镜，观察支架扩张、有无移位并清理支架内分泌物。

（3）生理盐水雾化吸入湿化气道，必要时予抗感染、止血、化痰药物。

（五）技术并发症

并发症包括：窒息；出血；咽痛或声嘶；分泌物潴

留；支架上方、下方或穿过支架的肉芽肿或肿瘤浸润；支架移位；支架相关感染；偶见气道穿孔、支架断裂、金属疲劳，及与周围血管和非血管结构间形成瘘道。支架取出术可出现并发症，包括黏膜撕裂和支架断裂。

五、超声内镜引导支气管针吸活检技术

支气管内超声（endobronchial ultrasound，EBUS）是一种结合气管镜及超声内镜优势，进入气道内并扫查邻近气道病变（肺实质病变、胸内淋巴结、纵隔占位等）的技术；经支气管针吸活检（TBNA）则指用针穿过支气管壁获取靶病灶样本。EBUS-TBNA同单纯TBNA相比，EBUS引导下可获取靶病灶更多实时信息，从而指导穿刺。

超声支气管镜在影像学资料指导下抵近目标病灶，如肺部肿块或淋巴结，获取超声下图像，并可观察声学特征及血流情况，在此基础上选择合适穿刺靶区，将导管和针通过支气管镜工作通道，穿过支气管壁，并抽吸组织标本，用于细胞学、组织学或细菌学分析。EBUS-TBNA能采集大多数肺癌分期关键淋巴结站（即2R、2L、4R、4L、7、10R、10L、11R和11L）。

（一）适应证

（1）肺癌患者淋巴结分期。

（2）不明原因肺门和（或）纵隔淋巴结肿大的诊断或治疗过程中再诊断、再分期。

（3）支气管内或周围及临近气道的肺实质占位、纵隔占位的诊断。

（二）禁忌证

EBUS-TBNA的禁忌证同支气管镜检查的禁忌证。

（1）难以纠正的出血倾向。

（2）严重低氧血症，检查期间不能维持充分氧合的难治性缺氧。

（3）血流动力学不稳定及严重心肺功能障碍，如严重高血压、低血压、新近发生的心肌梗死或近期心肌缺血、心衰控制欠佳等。

（4）严重的上腔静脉阻塞综合征、不稳定型或重度阻塞性气道疾病、多发性肺大疱。

（5）未获得知情同意或患者无法配合。

（三）检查方法及操作流程

1. 术前准备

详细询问病史，测量生命体征，排除禁忌证。根据

CT和（或）PET-CT等影像学资料明确靶病灶部位。

2.麻醉体位

局麻（可联用镇静药）或全麻（喉罩或气管插管）均可，平卧位。

3.操作步骤

（1）插入内镜。常经口进镜，按口腔弧线将内镜推入咽穹隆，观察到声门，直视下将内镜插入气管，注意避免损伤声带。

（2）确定穿刺位置。内镜插入气管后，将探头放置在目标病灶区域，适度膨胀水囊，获取病灶图像，确定穿刺位置。过程中可应用多普勒模式或超声造影，明确靶病灶与周围血管及靶病灶内部血流位置关系，尽量避开较大血管选择穿刺路径，并可结合弹性成像选择穿刺区域。

（3）穿刺。将穿刺针置入内镜并固定妥当。推出鞘管至拟行穿刺点，在EBUS图像中确认穿刺路径后固定鞘管。释放穿刺针调节器，推进针前端，使其刺入目标病灶。通常尽量保持镜身伸直，并且将针以垂直的方式经软骨间隙穿透气道壁；在穿刺中可实时观察EBUS图像。根据所用针的类型，退出针芯，接或者不接负压，进行10~20次抽插收集标本，过程中注意观察是否抽吸出大量血液、脓液。操作结束时将穿刺针完全退回鞘管。可重复上述步骤数次直至获得满意标本。

（4）制备标本。对取得样本进行恰当处理是至关重要的一步。用针芯推出样本，根据细胞学或组织学要求进一步处理。通常细胞学可用注射器吹送至玻片上涂片及液基细胞学检查，组织学需经中性甲醛溶液固定后送检。最后应用生理盐水及气体清洗穿刺针针道，可将冲洗液一并送细胞学检查。在条件允许下可行快速现场细胞学检查：在操作过程中，简单处理后即可当场观察细胞形态，实时指导穿刺操作。通常针吸获得的组织学标本可行辅助检测，取到细胞学样本，也可通过细胞块制备等方式进行进一步免疫组化、荧光原位杂交及其他分子水平辅助检测。

（四）操作注意事项

（1）超声图像特征可指导穿刺：根据文献报道，超声下呈类圆形、边缘清晰、均匀回声，淋巴结门结构消失、存在中心坏死区的淋巴结恶性可能较大。而在穿刺中，避开丰富血流区及明显坏死区可提高诊断效能，降低并发症。值得注意的是，超声特征对于淋巴结性质有一定预测作用，但无法替代穿刺取样。

（2）穿刺过程中可用切割针、快进针、扇形穿刺及负压吸引等手法改良，以增加获取"组织条"机会。但在高血流病灶中，过高负压会致血污染，影响诊断。

（五）并发症

如采取正确操作流程，EBUS-TBNA并发症率很低，TBNA是最安全支气管镜下取样方法之一。

1.操作相关

出血及感染。穿刺中穿刺点的渗血往往有自限性，出血通常来源于气管支气管壁中扩张的血管，而不是穿刺到了纵隔中的大血管。通过穿刺镜头端的球囊压迫及局部喷洒止血药物均可有效止血。对实性病变穿刺后的感染发生率很低，常不建议预防性应用抗生素。

2.镇静相关

低血压及低氧血症，可对症处理。

3.损坏支气管镜工作通道

最常见的不良事件。穿刺过程中应确保：

（1）将针通过工作通道期间，应保持针的斜面末端在鞘管内。

（2）穿刺时，鞘管在视野中可见。

（3）回撤针时，保持针斜面末端在鞘管内，否则易损伤内镜及污染标本。

六、支气管内超声结合引导鞘技术

径向探头支气管内超声（radial probe endobronchial ultrasound，RP-EBUS）：通过气管镜工作管道插入20 MHz 或 30 MHz 微型超声探头，进而360°显像肺实质，探头体积小有利向远端延伸进入亚肺段支气管。通过结合引导鞘（guided sheath）技术保持定位，并置入活检套装行取样等操作。

（一）适应证

（1）用于 PPL 的活检。

（2）用于标记 PPL 的位置，包括染色标记、放置基准标记。

（3）用于探索性研究，将相关治疗工具或手段递送至肺部恶性结节，治疗包括冷冻疗法、近距离治疗、射频消融术和微波消融术等。

（二）禁忌证

（1）一般禁忌证基本与标准支气管镜相同，包括凝血功能障碍、血流动力学不稳定。此外，该类技术仅建议在有专业技术的医疗中心使用。

（2）特定禁忌证：装有心脏起搏器和除颤器是电磁导航支气管镜的相对禁忌证。

（三）操作方法及流程

该技术本身并非导航工具，常用作确认是否到达病灶的辅助成像工具。可结合导航方式包括但不限于仿真支气管镜导航（VBN）、电磁导航支气管镜（ENB）及CT或X线下实时引导等。基本操作步骤相似。

（1）计划阶段：首先，采集CT扫描图像并传输至计算机工作站，利用特定软件规划到达目标病灶的路径，该步骤通常在计划的活检操作当日或数日前完成。

（2）引导阶段：利用获得的气道路径虚拟图像，或电磁导航路径图像，或X线实时显示指引等方式，结合支气管镜实时图像同步插入，直达目标病灶区域。

（3）活检阶段：用引导鞘经放置支气管内超声探头，显示目标结节并确认位置，移出超声探头并留置引导鞘，用取样装置刷检或活检取样，有时可借助透视。

（四）技术注意事项

对邻近胸壁的PPL或深部病灶，若无需穿过叶间裂且病灶周围无肺气肿，首选CT引导下活检，因其诊断率高于其他技术。若具备专业技能，气管镜下外周肺结节活检技术可替代CT引导下活检，尤其是对于有气胸高风险的患者。此类技术实施过程涉及多量步骤和操作，费时较长，往往超出了中度镇静下能耐受的常规操作持续时间，因此多会选择在深度镇静或全身麻醉下进行。

（五）技术并发症的处理

患者常能良好耐受气管镜下外周肺结节活检术，并发症发生率为0~8%。并发症范围及发生率与操作相关（如，气胸和出血）和/或与镇静相关（如，低血压）。气胸常需放置胸管引流。出血可用局部药物灌洗、球囊压迫、介入治疗等手段。

七、肺癌硬支镜诊疗术

（一）适应证

（1）中央型肺癌累及大气道。

（2）中央气道狭窄或阻塞。

（3）气道大出血。

（二）禁忌证

（1）不稳定的血流动力学。

（2）严重的凝血功能异常。

（3）致死性心律失常及近期新发心梗。

（4）难以纠正的低氧血症。

（5）颈椎关节活动过度或受限。

（6）颌骨和面部创伤或任何限制上下颌骨活动的疾病。

（7）喉部狭窄或闭塞影响镜体通过。

（三）操作方法及流程

1.麻醉

硬镜操作需全麻，因需气道操作，一般用静脉麻醉。患者平卧位，头后仰，肩背垫高，便于硬镜插入。在麻醉诱导药及肌松药起效后插入硬镜。

2.硬镜的插入

（1）直接插入法：将硬镜目镜插入硬镜鞘管内，前端略短于硬镜，术者优势手持镜鞘近端，对侧手拇指和食指分别放于下颌和上下齿间，以保护牙齿。镜鞘远端斜面向下插入口腔，沿舌背前行，暴露会厌，见声门后旋转镜鞘90°缓慢推过声门；进入气管，将镜鞘回旋90°使斜面保持原位以旋转方式推进到远端气道。

（2）直接喉镜协助插入法：术者优势手用喉镜压板抬高舌根，暴露会厌及声门，对侧手持硬镜，使镜鞘远端斜面通过会厌，置于声门处；移出喉镜，将镜体旋转

90°并缓慢推过声门，进入气管，将镜鞘回旋90°使斜面保持原位。

（3）可弯曲支气管镜引导下插入法：术者将镜鞘直接套在可弯曲支气管镜上，使其插入部略短于硬镜插入部，用可弯曲支气管镜视频监视器观察操作。优势手握紧镜鞘操作部，用手虎口托住可弯曲支气管镜，其他操作同直接插入法。

3.通气

硬镜通过侧孔提供氧气，常用通气方式：控制性机械、辅助性机械和手动辅助通气。首选通气方式是连接高频喷射通气机或双频叠加喷射通气，可在不停呼吸机情况下进行各种气道内操作，在保证氧合前提下减少二氧化碳蓄积。若不具备高频喷射通气机，可用辅助性机械通气或手动辅助通气。

4.硬镜的治疗

（1）中央气道狭窄或阻塞：在硬镜建立治疗和通气通路的条件下，可采用热消融（激光、微波、高频电刀、APC）、冷冻、扩张、支架置入等治疗手段治疗中央气道狭窄。直接铲切：利用镜鞘前端的斜面，可直接铲除管内或管壁上的肿瘤组织。需结合其他止血操作；

电圈套法：对有蒂或基底较宽的隆起型病变，可用电圈套器将其套扎；冷冻切除法：冷冻治疗可高效冻切肿瘤；APC：可快速凝切肿瘤和止血；支架置入：在硬镜的操作通道中可直视下置入支架，治疗气道狭窄。

（2）气道大出血：气道内大出血首先可能影响通气，硬镜可在保证通气的前提下应用较大直径的操作钳或吸引管清除血块，也可联合球囊压迫、可完全支气管镜、电凝止血、APC止血等技术止血。

（四）技术注意事项

（1）术前充分评估患者病情，完善系统检查，评估患者张口、咽喉及颈部活动度。

（2）需熟练掌握硬质支气管镜的临床、麻醉、ICU医师和专业护士等团队配合。

（3）术后需严密监护30分钟以上，直至患者自主呼吸完全回复，无呼吸困难，血氧饱和度达95%以上，方可返回病房。

（4）对硬镜插入困难或操作时间长的患者，拔出硬镜前可预防应用甲强龙40 mg静注，防止会厌、声带水肿。

（五）并发症处理

（1）低氧血症：低氧血症可发生于硬镜插管前、介入操作过程中及拔管后。插管前发生应及时扣上面罩，手动辅助通气，待充分氧和后再进行操作；介入操作中发生应及时停止操作，密闭通气孔道，必要时调整通气机参数，待血氧回升后再操作；拔管后发生低氧血症多因自主呼吸未完全恢复相关，应在拔管前及时停用全麻药及肌松药。

（2）心律失常：低氧血症可能诱发心律失常甚至心肌缺血，术中应保证充分的氧供，一般低氧血症纠正后，心律失常会很快好转，必要时应用抗心律失常药。

（3）口腔损伤：硬镜插管中或手术时间长可能造成口唇压伤、牙齿脱落、牙龈、喉及声带的擦伤，注意操作轻柔，术中注意保护。

（4）气道损伤：气道扩张或肿瘤组织切除中可能伤及气道壁，严重者造成穿孔，引起气胸及纵隔气肿等，如内镜下无法修复，需胸外科联合治疗。

（5）气道痉挛：术中出现喉、支气管痉挛等，可予激素及支气管解痉剂治疗。

（6）空气栓塞：常于激光、APC、冷冻等治疗中出现，操作会造成局部气道压力升高，较罕见但潜在危险极高，术中严密监测血流动力学及呼吸情况，警惕发生。

八、肺癌内镜下消融术

肿瘤消融技术包括：氢等离子体凝固（argon plasma coagulation，APC）；激光（laser）；微波（microwave）；冷冻治疗（cryoablation）等。

（一）适应证

不适宜手术治疗的肺癌。

（二）禁忌证

（1）全身情况差，不能耐受操作者。

（2）合并严重的心、肺疾患，操作可能加重病情或造成死亡者。

（3）出血倾向未能纠正者。

（4）气道病变阻塞严重，且阻塞远端肺功能丧失者。

（三）操作流程

局麻/全麻下操作均可，配合软镜使用。操作时应注意给氧浓度；操作前确保操作仪器正常启动。支气管镜到达病变部位后，经活检孔插入消融设备，根据不同消融方法选择不同消融参数，对肿瘤进行消融治疗。

（四）并发症

（1）气管壁穿孔或大量出血，或造成张力性气胸。

严重者穿透肺动脉、无名动脉或主动脉，引起心脏压塞或立即死亡。国外报告其死亡率为2.5%~0.35%。

（2）缺氧。大量出血或大量分泌物及烟雾刺激气管痉挛会致通气障碍，缺氧，重者引起意识丧失或心血管副作用，如心律不齐、休克、心梗甚至心脏骤停。

（3）纵隔炎或气管食管瘘。

（4）气管塌陷，当两个以上软骨环被肿瘤或慢性炎症破坏，治疗后可致气管塌陷。

（5）阻塞性炎症，术后局部组织水肿造成管腔阻塞而发生阻塞性继发感染，一般经抗生素治疗可恢复。

九、球囊扩张技术

经支气管镜（高压）球囊扩张术主要用于中心气道狭窄治疗。

（一）适应证

球囊扩张术对病因无治疗作用，主要用于良性瘢痕性病变所致主气道狭窄，对恶性疾病所致气道狭窄仅作为辅助治疗手段。

（1）气管支气管狭窄，主要是支气管结核或肿瘤治愈以后瘢痕收缩所致支气管狭窄。

（2）医源性气道狭窄：气管切开后、长期气管插管后、放疗后、肺部手术后吻合口狭窄（如肺移植、袖状切除和气管切除后）。

（3）炎性疾病累及气道，如结节病、Wegner肉芽肿病。

（4）外伤后气道狭窄。

（5）先天性气道狭窄。

（6）恶性气道狭窄：外压性或合并外压性气道狭窄、辅助扩张气道，利于气道支架伸展、协助置入治疗性气道导管。

（二）禁忌证

（1）狭窄远端丧失肺功能，气管虽然是通了，但肺功能不可能有任何好转。

（2）严重的出凝血功能障碍。

（3）严重心肺功能不全，患者不能耐受，失去治疗机会；但如因主气管狭窄引起心肺功能不全时，应积极治疗争取早日解决病因，达到治疗的目的。

（4）外科袖状吻合术后，气管的张力已经不一致，在进行扩张治疗时易造成吻合口的撕裂伤，扩张治疗需慎重。

（5）气管软化不是球囊扩张治疗适应证，支气管软骨被破坏导致气管壁的支撑作用消失，球囊扩张治疗时管腔可扩开，但球囊一放松管腔又会马上回缩。

（三）操作步骤和注意事项

（1）麻醉：主气管病变、狭窄严重扩张时间长的患者选择全麻；病变位于主支气管但对侧肺功能差，局麻下恐不能完成扩张操作，建议进行全麻。

（2）根据估计的狭窄段长度和直径选择好合适型号的球囊导管后，通过支气管镜工作通道或在透视引导下经导丝（导丝此时已不再在支气管镜内）将球囊导管置入气道内。一些球囊在近端和远端有不透射线标记，操作者可以根据狭窄处的情况，将球囊放置到正确的位置。

（3）如果使用导丝来操作，则之后应重新插入支气管镜（最好通过与导丝不同的路径置入，例如经鼻孔置入），以便在膨胀时直接观察球囊。

（4）使用注射器和压力计，注水使球囊膨胀到压力介于 45~131 psi（3~9 atm）。因为球囊直径与膨胀压力成正比，所以产生的压力是基于具体所用球囊的特性。应渐进性地膨胀球囊（用数分钟操作），注意不要过度膨胀，也应注意避免引起气道狭窄段破裂或过度扩张，这可能导致黏膜撕裂和复发性狭窄。初始膨胀时间通常较短（30秒到2分钟）。操作全程采用压力监测仪指导和监测球囊压力（及相应球囊直径）。目前的球囊大多都会根据压力计测量的某一压力扩张到特定直径。根据患者的耐受情况和操作对氧合的影响，可保持球囊膨胀最长2分钟，然后减压回缩。与扩张支气管病变相比，患者可能对扩张气管病变（会发生中央气道完全闭塞）时的长时间球囊膨胀的耐受性更差；除此之外，气管和支气管狭窄的球囊扩张技术并无真正区别。

（5）球囊减压回缩后，应立即在支气管镜直视下评估球囊膨胀的疗效。在球囊膨胀过程中，气道狭窄处压迫球囊所致的典型凹陷（"腰部"）消失，但在球囊减压回缩后，气道直径应明显改善。如果效果不理想，例如未能扩张到目标气道直径或无法改善气道通畅性，可以使用原球囊或者换用更长或更粗的球囊重复进行扩张治疗。球囊膨胀的时间通常可以随着渐进式膨胀而增加（2~3分钟）。

（6）一旦球囊扩张治疗成功，可取出球囊（及导丝）和支气管镜，等待患者苏醒。纤维支气管镜下球囊扩张术通常是日间操作，但部分患者可能需要监测一整晚（例如有并发症或重度狭窄的患者）。

（四）注意事项

对气管上段狭窄的扩张，注意保护声带；操作中逐渐增压，以免造成气管壁撕裂伤；球囊须完全进入气道，避免损伤支气管镜；勿多于支气管狭窄的扩张，注意勿插入过深，以免损伤远端正常气道。

（五）并发症

1.管壁出血

出血是最常见并发症。但一般出血不多，无需处理；出血多时可予凝血酶或肾上腺素稀释后（1∶10000）局部用，明确出血点可予APC局部电凝治疗。

2.支气管破裂

治疗后患者出现纵隔或颈部皮下气肿，是扩张时气管破裂引起。一般休息后大部分可自愈。要注意让患者尽量减少咳嗽并给予预防感染治疗。

3.狭窄再复发

要区别是因结核感染未能控制引起的复发，还是因患者是瘢痕体质造成瘢痕的增生、挛缩引起的再狭窄。第一种情况积极抗结核治疗。第二种情况需要反复扩张、冷冻，部分患者可采用放射治疗，抑制瘢痕的增生，即使经过上述治疗仍有部分狭窄不能控制，需要采取其他治疗手段。

十、局部药物注射

（一）适应证

不适宜手术治疗的肺癌

（二）禁忌证

（1）全身情况差，不能耐受操作者。

（2）合并严重的心、肺疾患，操作可能加重病情或造成死亡者。

（3）出血倾向未能纠正者。

（4）对气管及隆突部位肿瘤，肿瘤阻塞管腔超过3/4为治疗禁忌。

（三）操作流程

采用气管镜专用注射针治疗。常规行气管镜检查，直视下将注射针刺入瘤体内，分别于瘤体中央及周边多点注射，一般4~6点，刺入深度为3~4 mm，并喷洒化疗药于瘤体表面。每周治疗1次，4次为一疗程。治疗后当日及第2~4日应用20%甘露醇125~150 mL，地塞米松5 mg静滴，每日1次。疗程结束后1周复查气管镜；从治疗开始每周复查血常规及肝肾功能至疗程结束后1周。

对左右主支气管均有病变者，治疗应分别进行，并选择较重一侧先治疗。

（四）注射用药物及用量

1.化疗药

（1）多柔比星：10 mg，用生理盐水溶解为2~3 mL，同时混合0.5~1 mg肾上腺素。

（2）博来霉素15 mg，用生理盐水溶解为1~2 mL。

（3）米托蒽醌以2 mg/mL浓度，局部注射1~2 mL。

（4）丝裂霉素10 mg，用生理盐水溶解为1~2 mL。

（5）顺铂10~20 mg，用生理盐水溶解为2~4 mL，同时混合0.5~1 mg肾上腺素。

（6）卡铂300 mg，用5%葡萄糖2 mL溶解。

（7）氟尿嘧啶，5-FU浓度为250 mg/10 mL，每次注射2~3 mL。

（8）甲氨蝶呤浓度为5 mg/mL，每次注射1~3 mL。

2.分子靶向药

（1）今又生，1×10^9/支，1.5 mL，每次注射1~2支（据病变大小）。可与化疗药同时注射。

（2）恩度（重组人血管内皮抑制素），15 mg/3 mL，每次注射15~30 mg。

（3）安柯瑞（重组人 5 型腺病毒），$5×10^{11}$ vp/0.5 mL/支，每次 1 支。可与化疗药同时注射。

3.生物制剂

（1）白介素 2（IL-2）。

（2）重组人肿瘤坏死因子 α（TNFα）。

4.有机溶剂

无水乙醇

（五）并发症

气管镜下药物注射操作简单，安全性高，并发症相对较少，最主要风险是局部出血、感染、气胸、咳嗽，骨髓抑制、消化道症状等全身不良反应轻微。此外就是注射针上所输注的药物在治疗过程中溢出，对周围正常黏膜、肺组织损伤。因此在治疗过程中操作需轻柔，避免因操作刺激气管黏膜，导致患者剧烈咳嗽，引起药物的外漏。局部注射丝裂霉素、无水乙醇后，患者术后可能出现剧烈咳嗽，对症给予止咳药物治疗即可。治疗中出血量一般较少，次日可自然缓解。出血过多时，可用肾上腺素或止血药，必要时可予氩气刀烧灼。如瘤内注射后，肿瘤组织大块肿胀坏死堵塞气道，则可能继发肺不张或肺部感染，严重时可继发肺脓肿。此时需尽快经气管镜清除坏死组织，并局部灌洗结合抗感染治疗，可很快好转。近年有报道对复发性肺癌气管镜下瘤内注射基因药物后出现心脏压塞、金黄色葡萄球菌感染的化服性，心包炎的并发症，此种并发症虽然很少见，需要我们警惕，考虑可能是注射针穿透管壁，将气管内分泌物带入心包内所致。

十一、纵隔肿瘤经气管镜细针穿刺技术

（一）适应证

（1）肺癌患者淋巴结分期。

（2）不明原因肺门和（或）纵隔淋巴结肿大的诊断或治疗过程中再诊断、再分期。

（3）支气管内或周围及临近气道的肺实质占位、纵隔占位的诊断。

（二）禁忌证

（1）难以纠正的出血倾向。

（2）严重低氧血症，检查期间不能维持充分氧合的难治性缺氧。

（3）血流动力学不稳定及严重心肺功能障碍，如严重高血压、低血压、新近发生的心梗或近期心肌缺血、心衰控制欠佳等。

（4）严重上腔静脉阻塞综合征、不稳定型或重度阻塞性气道疾病、多发肺大疱。

（5）未获得知情同意或患者无法配合。

（三）操作流程

1.术前准备

详细询问患者病史，测量生命体征，排除禁忌证。根据 CT 和（或）PET-CT 等影像学资料明确靶病灶部位。

2.麻醉与体位

局麻（可联用镇静药）或全麻（喉罩或气管插管）均可，平卧位。

3.手术步骤

（1）插入内镜。通常经口进镜，按口腔弧线将内镜推入咽穹隆，观察到声门后，直视下将内镜插入气管，注意避免损伤声带。

（2）确定穿刺位置。内镜插入气管后，将探头放在目标病灶区域，适度膨胀水囊，选择穿刺位置。

（3）穿刺。将穿刺针置入内镜并固定妥当。推出鞘管至拟行穿刺点，固定鞘管。释放穿刺针调节器，推进针前端，使其刺入目标病灶。通常尽量保持镜身伸直，并且将针以垂直的方式经软骨间隙穿透气道壁。根据所用针的类型，退出针芯，采取或者不采取负压，进行10~20次抽插收集标本，过程中注意观察是否抽吸出大量血液、脓液。操作结束时将穿刺针完全退回鞘管。可重复上述步骤数次直至获得满意标本。

（4）制备标本。对取得的样本进行恰当处理是至关重要的一步。用针芯推出样本，根据细胞学或组织学要求进一步处理。通常细胞学可用注射器吹送至玻片上涂片及液基细胞学检查，组织学需经中性甲醛溶液固定后送检。最后应用生理盐水及气体清洗穿刺针针道，可将冲洗液一并送细胞学检查。在条件允许下可行快速现场细胞学检查：在操作过程中，简单处理后即可当场观察细胞形态，实时指导穿刺操作。通常针吸获得的组织学标本可行辅助检测，取到细胞学样本，也可通过细胞块制备等方式进行进一步免疫组化、荧光原位杂交及其他分子水平辅助检测。

（四）并发症

如果采取正确的操作流程，TBNA 之后并发症率很低。

（1）操作相关：出血及感染。穿刺中穿刺点的渗血往往有自限性，出血通常源于气管支气管壁中扩张的血管，而不是穿刺到了纵隔中的大血管。通过穿刺镜头端的球囊压迫及局部喷洒止血药物均可有效止血。对实性病变穿刺后的感染发生率很低，通常不建议预防性应用抗生素。

（2）镇静相关：低血压及低氧血症，可对症处理。

（3）损坏支气管镜工作通道：最常见并发症。穿刺过程中应确保：①将针通过工作通道期间，保持针的斜面末端在鞘管内；②穿刺时，鞘管在视野中可见；③回撤针时，保持针斜面末端在鞘管内，否则易伤内镜及污染标本。

十二、纵隔超声内镜诊疗技术

详见本章第五节超声内镜引导支气管针吸活检术。

十三、纵隔肿瘤硬支镜术

详见本章第七节肺癌硬支镜诊疗术。

十四、内科胸腔镜诊疗技术

胸腔镜检查通过胸壁送入内镜，以直接观察胸膜。内科胸腔镜最常用于胸腔积液引流、胸膜活检和胸膜固定术。虽然该检查所用仪器和部分用途与电视胸腔镜手术（video-assisted thoracoscopic surgery，VATS）相似，但其诊断和治疗作用通常更有限，并由呼吸内科医生实施，故称"内科"胸腔镜。

详见CACA指南《腔镜技术》。

（一）适应证

（1）病因不明渗出性胸腔积液的诊断评估。

（2）疑似恶性胸膜疾病，如转移性肺癌、间皮瘤等。

（3）疑似良性胸膜疾病，如结核等。

（4）化学性胸膜固定术治疗复发性胸腔积液。

（二）禁忌证

（1）一般禁忌证与支气管镜相似（如，凝血障碍、严重心肺功能损害）。

（2）特有禁忌证包括：由于融合或复杂胸膜腔（如，广泛胸膜粘连）而无法进入胸膜腔，高碳酸血症/急性呼吸窘迫或血流动力学不稳定，不能仰卧或侧卧位，不能耐受气胸状态，病态肥胖，以及偶尔无法控制的咳嗽等。

（三）操作方法及流程

（1）仅由经适当培训的人员进行，常为呼吸介入医生或胸外科医生。大多数检查在局麻和程序镇静下进行。

（2）选择入口点：侧卧位，患侧朝上。通常使用超声选择入口点，超声引导下选择进入胸膜腔的入口点可避免粘连，进而提升成功率，并可降低穿刺失败率和气胸发生率。

（3）肋间分离和肺萎陷：对其进行充分镇静，监测生命体征，消毒铺巾以及在入口点进行局部麻醉，在与肋骨平行的肋骨上缘处做一个10 mm切口，用止血钳通过皮下组织到肋间肌进行简单分离，然后将钝头穿刺针和套管一同置入胸膜腔，注意避免肺损伤。

（4）胸膜腔探查：有序地操作内科胸腔镜以完成胸膜腔视诊，套管固定在皮肤表面，以避免挤压软组织、肋骨和神经。缓慢移动胸腔镜，从肺尖到膈膜，并向内侧移动至肺门，检查整个胸膜表面。

（5）结束操作：一旦完成胸膜腔检查或给予治疗后，取出胸腔镜和穿刺套件，随后插入胸管进行肺部再膨胀和积液引流。

（四）技术注意事项

（1）检查胸膜时，首选第4或第5肋间隙的腋中线进入胸膜腔。

（2）好发于较低区域或膈膜的病变（如转移瘤或间皮瘤），通过较低位置的肋间隙进入胸膜腔可能更容易观察。

（3）全麻下对胸膜腔注入空气时，必须小心避免出现医源性张力性气胸。

（五）并发症处理

（1）镇静或麻醉相关并发症，给予对症处理。

（2）操作相关并发症，大多轻微，发生率介于2%~6%。包括持续性气漏（发生脏胸膜/肺破裂或进行活检时，更易发生）；皮下气肿（通常在放置胸管后消失）；发热常见（特别是在滑石粉胸膜固定术后，通常在48小时内退热）、出血不常见（罕见情况下出血需重新探查）。

（3）罕见并发症：空气栓塞是严重并发症，一些外科医生在VATS中使用二氧化碳；复张性肺水肿，与大量胸水被引流有关；操作孔肿瘤播散有可能发生。

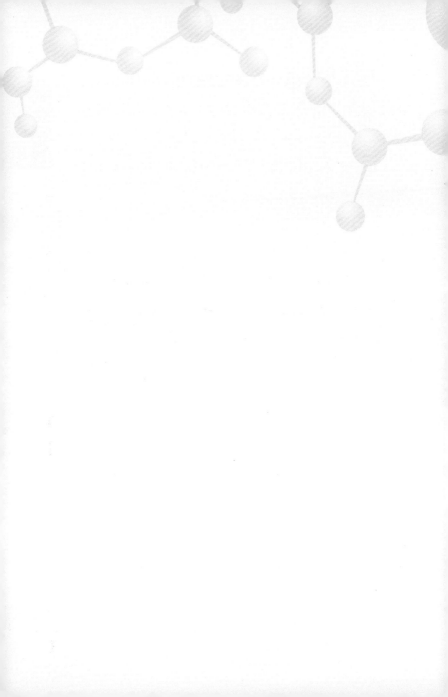

第三章

鼻咽喉肿瘤内镜诊疗技术指南

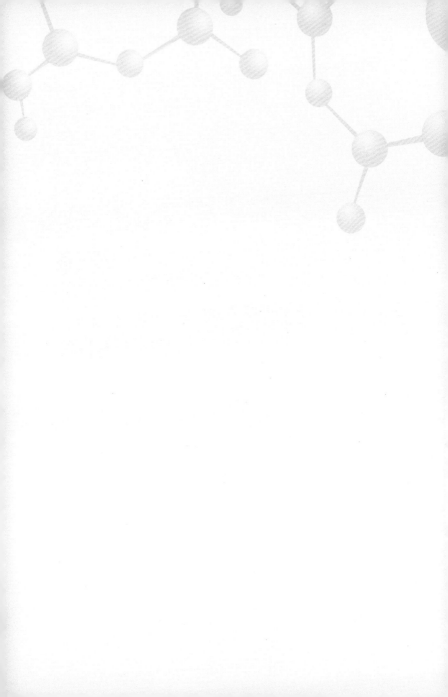

一、鼻咽癌的内镜诊断

对怀疑鼻咽恶性肿瘤患者，鼻咽镜是必要的检查手段，因鼻咽部位深在，只有借助间接鼻咽镜或内镜才能明确诊断。目前临床常用的鼻咽内镜有软管鼻咽镜和硬管鼻内镜。软管鼻咽镜包括纤维鼻咽镜和电子鼻咽镜。

在鼻咽癌诊断方面，纤维（电子）鼻咽镜是目前应用最广泛的鼻咽内镜。纤维（电子）鼻咽镜镜体细软，镜端可随意改变角度和方向，视野清楚，照明好，可达鼻咽部各个部位，无观察盲区；还可随时抽吸鼻咽部分泌物；图像清晰，同时可留存图片，摄像留取视频，进行定期观察，随诊，动态比较；结合窄带成像技术等新技术，能及早发现鼻咽黏膜细微病变，有利于早期癌发现；不受患者咽反射影响。但若通过鼻咽镜专有活检钳所取组织常较小，而且取材表浅，病理诊断困难，尤其鼻咽癌黏膜下行活检更难。

（一）适应证

（1）EB病毒血清学检测（VCA-IgA，EA-IgA，EB-NA1-IGG）阳性。

（2）高危人群的筛查。

（3）有涕血、耳鸣、听力下降、头痛等症状。

（4）颈部转移癌，原发灶不明。

（5）临床或 CT、MRI 诊断为鼻咽癌，但经间接鼻咽镜活检为阴性。

（6）鼻咽癌患者外照射，腔内后装治疗及手术前后的观察。

（7）鼻咽癌患者治疗后定期随诊检查。

（8）鼻咽良性病变的检查及处理。

（二）禁忌证

除后鼻孔闭锁，鼻中隔严重偏曲，或鼻甲明显肥厚致鼻道明显狭窄，内镜无法通过，软式鼻咽镜检一般无严格禁忌证，有以下情况者暂缓鼻咽活检：

（1）高血压患者血压控制不良。

（2）出凝血功能障碍，有明显出现倾向的患者。

（3）妇女月经期间。

（4）长期服用抗凝药物，需停用药物 1 周或改用肝素治疗。

（三）操作方法及流程

（1）受检者不需禁食，无需特殊用药，高血压或明显出血倾向应控制后再活检。

（2）术者检查前应详细了解病史，检查结果包括血常规、出血凝血结果，传染病的检查以及鼻咽CT或MRI检查结果。

（3）术前用1%~2%的麻黄素收缩鼻甲，1%地卡因或利多卡因向双侧鼻腔喷雾2~3次，每次间隔2~3分钟。

（4）体位：一般采用仰卧位，有特殊要求者可取坐位。

（5）操作流程：检查者一般位于受检者的头后部或对面。从一侧鼻腔经下鼻道或中鼻道轻轻插入镜身，边进镜边观察。适时调整螺旋和镜身，详细观察鼻咽各个壁形态，了解其结构、黏膜色泽、有无新生物等。一侧鼻咽腔检查结束后从另一侧鼻腔进镜依顺序观察。正常的鼻咽结构分为顶壁、顶后壁及双侧壁，鼻咽侧壁有咽鼓管咽口，患者做吞咽动作时可见管口活动，其后方明显隆起的结构为咽鼓管圆枕，圆枕的后上方为咽隐窝，是鼻咽癌好发部位，需仔细观察。双侧咽隐窝之间为顶后壁，中央稍下方有一凹窝为咽囊，腺样体位于上方，即鼻咽的顶壁，儿童时期腺样体可见肥大，成人的腺样体常常萎缩。

（6）观察要点：熟悉镜下鼻腔及鼻咽腔的正常结构与形态，依次观察后鼻孔、咽鼓管咽口、咽鼓管圆枕、咽隐窝、鼻咽顶后壁等。仔细观察鼻咽各壁形态，表面黏膜情况，并进行双侧对比。准确区分正常结构与病变。观察病变的大小、形态、累及范围、边界、表面情况等。

（四）术后处理

纤维（电子）鼻咽镜检查安全，并发症少，活检后有短暂小量出血，予1%麻黄素滴鼻或麻黄素塞子行前鼻孔填塞。嘱受检者不要用力吸涕静坐30分钟，检查无活动出血方可离开。当天避免进热食。酌情使用1%麻黄素滴鼻或止血药、抗生素。出现持续活动性渗血，可行纤维（电子）鼻咽镜下止血治疗。

（五）鼻咽部的活检

目前鼻咽活检有以下几种方法：

1.经鼻咽镜通道-专用活检钳活检术

优点：此法病变暴露良好，能准确定位活检及多点活检。出血少，不受鼻腔狭窄、鼻中隔偏曲和鼻甲肥厚的影响。缺点：专用钳口径小，咬取的组织较表浅，易挤压变形，影响活检阳性率，鼻咽癌黏膜下型活检更难，需助手配合。

2.鼻咽镜-直式鼻腔活检钳经鼻活检术

此法是经鼻腔镜直式鼻腔活检钳，在直视下咬取大块组织送检。优点：在内镜直视下活检，取材准确，可取大块组织，有助提高一次确诊率；普通金属活检钳清洗消毒方便；可用于无通道纤维鼻咽喉镜中。缺点：因咬取组织较大，出血更多，故需术后充分止血，对于鼻腔狭窄、鼻中隔偏曲和鼻甲肥厚的患者，直式鼻腔活检钳无法和鼻咽镜一同进镜而无法进行。

3.鼻内镜

鼻内镜属于硬镜内窥镜，更多用于耳鼻喉微创外科手术中，因鼻咽腔位于鼻腔后方，故鼻内镜鼻咽部诊断应用非常广泛。鼻内镜有0°、30°、70°、90°和120°，长为200 mm或100 mm，管径有4.0 mm和2.7 mm两种，适合成人、儿童鼻腔和鼻窦不同部位检查。

（1）适应证及禁忌证

适应证与禁忌证与纤维（电子）鼻咽镜基本相同。鼻内镜同时可应用于鼻腔、鼻窦等部位疾病诊断。

（2）鼻内镜检查法

检查前应用1%~2%麻黄素收缩比较，用利多卡因局部喷雾型表面麻醉3次，每次间隔2~3 min，应特别注意下鼻道的麻醉，检查前充分收缩鼻甲和麻醉可以减少患者的不适感和鼻腔出血的情况。患者取平卧位，鼻内镜经前鼻孔插入鼻前庭稍等片刻以加温，待镜面清晰后沿下鼻道边观察边进入，越过中、下鼻甲后段进入鼻咽。观察同侧鼻咽结构，包括咽鼓管开口、圆枕及顶后壁，然后将镜面转向对侧，观察对侧的咽隐窝和咽鼓管开口，稍退可见鼻中隔后端，转动镜面可见下鼻甲后端，然后将镜退出，以下鼻甲上表面为依托进镜观察中鼻甲的黏膜情况及前中组鼻窦开口，再沿中鼻甲下缘进镜至中鼻甲后端，将镜面外转35°~40°，观察蝶筛隐窝、蝶窦开口和后组鼻窦的开口，以发现癌前病变和微小病灶。

4.鼻内镜下的鼻咽活检

发现可疑病变，鼻内镜直视下从同侧或对侧鼻腔伸入鼻咽活检钳，通过转动活检钳可从镜中观察到钳头及所钳取的病变部位进行取材。对鼻咽部局限性隆起，可疑黏膜下病变患者，则先咬除黏膜再将钳头伸至黏膜下作深层咬取。

鼻内镜的优点：鼻内镜检查视野宽阔无死角、清晰度高、光亮度强、镜像逼真等方面优于纤维（电子）鼻咽镜，能早期发现鼻咽部黏膜细微病变。操作准确，效果好，损伤小，简便易行，可单人操作，无需护士配合。鼻内镜的配套器械能够到达鼻咽部的各个部位，故可以准确地活检，同时可在一处反复活检以取得深层组织，所以对于黏膜下型的鼻咽癌组织活检较纤维（电子）鼻咽喉镜有明显优势。

鼻内镜的缺点：对于鼻咽部有结痂或分泌物的患者，尤其是在鼻咽癌放疗后，不能利用本身器械清除痂皮或分泌物。鼻咽部活检不如纤维（电子）鼻咽镜直接方便。

二、鼻咽癌的内镜治疗

初治的鼻咽癌标准的治疗方法是放疗和化疗，内镜下治疗主要针对局部复发鼻咽癌，是局部治疗的一种方法。目前纤维（电子）鼻咽镜用于内镜下治疗以消融治疗为主，有微波消融治疗、光动力学治疗、冷冻治疗和等离子消融等。经纤维（电子）鼻咽镜的消融治疗目前处理小范围的探索研究阶段，还需大样本前瞻性临床试验证实。以下介绍光动力学治疗。

（一）光动力学治疗（PDT）

光动力学治疗是利用光敏剂如血卟啉衍生物

（HPD）进入人体后，选择性地富集在肿瘤细胞内，特定波长的激光照射使组织吸收的光敏剂受到激发，氧分子通过能量传递，产生自由基和单态氧等活性氧，产生细胞毒性作用，从而导致肿瘤细胞受损乃至死亡的治疗方法。

（二）光动力学治疗适应证

鼻咽癌放疗后局部病灶残留或复发，并经病理学检查证实。肿瘤病灶局限于鼻咽腔内，肿瘤浸润深度<1 cm，鼻咽部CT/MRI检查提示无咽旁间隙侵犯。无颈部淋巴结转移或远处转移。

（三）光动力学治疗的禁忌证

对光敏剂过敏的患者为光动力学治疗的禁忌证。

（四）光动力学治疗的操作流程

静脉注射：将血卟啉注射液按5 mg/kg体重计算加入250 mL生理盐水，静脉避光输注（约60 min）。注射前需予血卟啉原液在前臂内侧皮肤做划痕试验。

肿瘤组织的照射：注射药物48 h后，血卟啉注射液选择性的富集于肿瘤组织中，选择球状或柱状光纤，采用630 nm激光照射，给予适当的功率，激发光敏剂发生光化学反应，破坏肿瘤细胞，分左右两侧鼻腔入路，每侧依次进行照射。

清理坏死组织：72~96 h后，内镜清除坏死组织并观察病灶情况，必要时进行第2次激光照射，术后严格避光护理。

（五）光动力学治疗的优点

创伤少，能最大程度的保护正常黏膜和器官的功能。避免了手术造成的创伤和痛苦。适用范围广，对不同细胞类型的癌细胞都有效。靶向性准，光动力学治疗对肿瘤细胞具有选择性和组织特异性，对周围正常组织损伤少。可重复治疗，癌细胞对光敏药物无耐药性，可反复治疗多次。

（六）光动力学治疗的注意事项

（1）临床上应用的光敏剂是血卟啉衍生物（HPD），部分患者会有过敏反应，故注射前需予血卟啉原液在前臂内侧皮肤做划痕试验，阳性反应者不能用药，阴性反应者可以静脉注射。

（2）光敏剂会在光照下被激活，故光敏剂保存时需注意避光，患者在注射后注意应避免阳光直接照射1个月左右。

（3）照射时注意清除肿瘤表面的坏死物，避免坏死物的遮挡以降低疗效。

（七）光动力学治疗的并发症

局部复发的鼻咽癌的光动力学治疗总体比较安全，部分患者治疗后出现鼻塞、鼻分泌物增多、头痛的症状，对症处理症状可缓解。少数患者出现皮肤色素沉着、皮肤光敏反应，停药后可逐渐缓解。

从1990年起光动力学治疗就应用于局部复发的鼻咽癌中，并取得了较好的效果，尤其是对于深度小于5 mm的浅表病变疗效很好，部分病人能达到长期生存。但是光动力学治疗作为一种局部治疗方法，作用范围有限，对于浸润深度较广的病变未能达到完全消除的效果，有研究显示浸润较深的复发性鼻咽癌复发率达到50%。目前缺乏生活质量数据和生存数据证明PDT治疗的优势，同时光敏剂需要避光数周，给患者带来不便，故目前研究者致力于开发选择性更好的光敏剂，以达到更好的效果。

三、下咽部肿瘤内镜诊疗

（一）下咽癌的内镜诊断

1.早期下咽癌的内镜诊断

下咽癌病变初期，都表现为浅表型，患者无明显临床不适，因缺乏特异性症状，容易被误诊为慢性咽炎或咽异感症。普通白光内镜检查大多数提示局灶黏膜正常或充血等咽炎表现。近年，早期下咽癌检出率虽不断提高，但总体仍偏低，一项来自日本的统计数据显示，下咽原位癌检出率仅为6.3%左右。而窄带成像技术（narrow band imaging，NBI）内镜可利用特殊光学效应，在浅表病变检出上具明显优势，可清晰显示病变表面微血管形态及病变边界，较白光内镜能明显提高对重度不典型增生和原位癌检出率，从而有利于下咽癌早期发现和治疗。

近年倪晓光提出以IPCL形态变化为基础，将咽喉部病变NBI微血管表现分为Ⅰ～Ⅴ型：Ⅰ型，IPCL形态几乎不可见，斜行血管和树枝状血管走行清晰可见，但管径较细；Ⅱ型，IPCL形态几乎不可见，斜行血管和树枝状血管走行清晰，但管径粗大、充血明显；Ⅲ型，IPCL形态不可见，黏膜呈白色，白斑薄时斜行血管和树枝状血管走行隐约可见，白斑厚时各级微血管不可见；Ⅳ型，IPCL形态可见，排列基本规则、较稀疏，末梢分叉或轻度扩张，呈小棕色斑点状，斜行血管和树枝状血管走行不可见；Ⅴa型，IPCL管径增粗、密度增加，表现为形状不规则的实心或空心较粗大的棕色斑点；Ⅴb型，IPCL形态破坏，扩张、延长、扭曲，形态上由不规则的点状延长为形状扭曲的线条形，表现似呈蛇形、蚯蚓、蝌蚪形或树枝形；Ⅴc型，IPCL结构消失，出现新的肿瘤血管，肿瘤表面见较多坏死组织及假膜，其间可见形状各异（点状、扭曲的线条状等），IPCL结构消失，出现新的肿瘤血管，肿瘤表面见较多坏死组织及假膜，其间可见形状各异（点状、扭曲的线条状等），杂乱无规则、疏密不匀的异常血管。

Ⅰ型主要见于正常黏膜、囊肿、息肉、肉芽及瘢痕的黏膜；Ⅱ型主要见于炎症及血管扩张明显时；Ⅲ型主要见于白斑，病理多为上皮增生、角化等；Ⅳ型病理为鳞状上皮轻－中度不典型增生；Ⅴa型病理多为重度不典型增生和原位癌；Ⅴb、Ⅴc型病理主要为浸润癌。

2.中晚期下咽癌的内镜下诊断

中晚期下咽癌内镜下的大体分型分为菜花型、溃疡型和浸润型3种类型。内镜下描述肿物位于哪一区（梨状窝、下咽后壁、左右侧壁及环后区），有否侵犯杓会厌皱襞、室带、会厌、食管入口等结构。

（二）下咽癌的内镜治疗

1.早期下咽癌的内镜治疗

下咽是咽、喉及食管之间的接口，与吞咽、呼吸及发声等功能密切相关，对早期下咽癌的治疗，原则上应充分保留咽喉部功能、提高患者生活质量为前提。根治性放疗及部分喉切除术在早期下咽癌治疗上具良好疗效，但存在唾液腺分泌功能障碍、声带功能丧失、吞咽功能受损、吸入性肺炎、咽瘘和食管入口狭窄等并发症，将严重影响患者生活质量。经口 CO_2 激光手术可用于早期下咽癌治疗，在切除瘤体同时可保全咽喉部功能，并可取得与传统开放术相当的疗效，但主要适用于基底部较窄、未发现明显深层浸润病变，对基底部较广泛、难以完全暴露的病变，治疗上存在一定局限性。近年，ESD 被用于早期下咽癌的治疗，其可实现对病变的一次性完整剥离，同时保留咽喉部功能，且基本不受病变位置影响，具创伤小、并发症少和恢复快等优势，极大改善了患者生活质量。

（1）早期下咽癌内镜治疗适应证与禁忌证

早期下咽癌内镜治疗的适应证：IPCL 为 Ⅳ 型、Ⅴa 型的浅表癌。禁忌证：IPCL 为 Ⅴb 型、Ⅴc 型的浸润。

下咽部低级别上皮内瘤变、高级别上皮内瘤变和原位癌，基本不存在淋巴结转移的风险，可通过ESD切除治疗；而当病变侵犯至上皮下时，发生淋巴结转移的概率大大增加，对于此类患者，术前需通过B超及CT等检查，明确排除颈部及胸部淋巴结转移后，方可考虑行ESD治疗。另外，因下咽部位操作空间狭小，且ESD治疗需要在气管插管麻醉下进行，受到气管套管等影响，无法完整暴露整个下咽，如果ESD切除范围过大，操作时难以充分显露病变，容易造成术后残留。下咽ESD切除的病变范围不应超出两个亚区，对于全周型或同时累及双侧梨状窝的病变，不建议通过ESD切除治疗。

（2）ESD治疗操作过程

a.在气管插管麻醉下进行，左侧卧位。

b.染色：0.75%碘液染色，显示病变范围。

c.标记：根据染色范围，在距病变边缘外侧2.0~3.0 mm处行环周标记。

d.黏膜下注射：沿标记外侧分点注射透明质酸钠、美兰及肾上腺素混合液，使病变明显抬举。

e.黏膜切开及剥离：沿标记点外侧约2.0 mm行环周切开，深至黏膜下层，并沿固有肌层完整剥离病变。

（3）术后处理

术后禁食 24~48 h，以防误吸；预防性使用二代头孢类抗生素治疗 3 d；术后予以地塞米松磷酸钠注射液 5 mg 静推，连用 1~3 d，预防喉头水肿；给予补液及营养支持治疗。加强生命体征监测，特别观察有无呼吸困难等情况。

（4）并发症

a. 急性喉头水肿，为严重的并发症，可引起呼吸困难，与 ESD 治疗过程中咽喉部黏膜损伤有关，严重时需要行临时性气管切开，如何预防是关键，可从以下几方面着手处理：①碘液喷洒浓度要适中，以减轻对咽喉部黏膜的刺激；②黏膜下注射时避免过度；③切割时减少电凝使用，减轻创面的烧灼伤；④术后常规应用二代头孢类抗生素，以减轻炎症反应；⑤拔除气管插管前常规予以地塞米松磷酸钠注射液 5 mg 静推处理，视情况连用 1~3 d。

b. 迟发性出血，为 ESD 术后常见并发症，急诊内镜下予以热活检钳电凝止血。下咽位置相对浅表，创面出血易发现，但因紧邻气道入口，一旦发生出血，要积极处理，以免血液或血凝块误吸入气道，引起窒息。

c.术后穿孔，一旦发生咽部穿孔，易致皮下及纵隔气肿，严重时可压迫气道造成呼吸困难。ESD术中需确保形成充分的水垫、保持良好的操作视野，精细化分离可预防穿孔的发生。

d.食管狭窄，对于累及食管入口的病变，术后存在狭窄的风险。

（5）预后及随访

术后3、6和12个月复查，然后每年1次胃镜检查，明确创面有无残留及复发；同时每年复查1次头颈部B超及胸部增强CT，明确有无淋巴结转移等情况发生。

与经口的CO_2激光手术相比，在同样保留了喉的功能前提下，ESD治疗不受病变部位的限制，同时ESD治疗能够获取标本，对病变进行全面确切的病理评估。在治疗效果上，ESD对于早期下咽癌的治疗也是非常良好的。Muto在2011年报道的一项研究中随访了104例患者，共计148处咽部病变，疾病相关的5年生存率为96%。

由于下咽不存在黏膜肌层，食管和下咽区域的病理特征是不同的，下咽癌更易出现淋巴结的转移。Taniguchi等报道指出ESD治疗早期下咽癌术后病理评估，病变的厚度大于1000 μm与淋巴结的转移密切相关。当术后病理提示病变的厚度大于 1000 μm、有脉管浸润时，建议加做放疗或外科治疗。

2.下咽癌的光动力治疗

（1）适应证

a.下咽癌的癌前病变，如：下咽低级别上皮内瘤变

b.下咽高级上皮内瘤变以及病变厚度小于 1000 μm 的浅表癌。

c.手术或放化疗后局部复发，或经内镜下微创治疗后局部复发表浅肿瘤。

（2）禁忌证

a.对光敏剂过敏患者。

b.有血卟啉病或伴其他因光照加重的疾病，如系统性红斑狼疮、皮肌炎。

c.孕妇及哺乳期妇女。

（3）操作流程

a.医生的要求

实施 PDT 的医生必须经过光动力治疗专业培训，熟悉光学剂量参数设计和计算，熟练掌握内镜操作技术。

b.常规术前检查与准备

①内镜检查：1周以内的内镜检查，必要时行放大

内镜及染色检查，明确肿瘤的部位、大小、形态及肿瘤浸润深度等。

②影像学检查：CT 或 MRI 检查：有助于了解肿瘤分期和治疗靶病灶的侵犯范围、深度、毗邻脏器的关系和淋巴结转移情况等。

③实验室检查：血常规、肝肾功能、电解质、凝血功能等。

④功能检查：心电图、肺功能检查等。

c.光动力设备调试

在每次注射光敏剂前，务必进行常规检查（外观检查，运行检查），并对激光硬件设备、光纤和配套附件等进行检查。

d.光敏剂滴注

喜泊分（血卟啉注射液，0℃以下保存）用药前将冰冻药品置室温避光融化，取原液在患者前臂做皮肤划痕试验，观察 10 min，皮试如无红肿硬结等过敏现象，则按照 2~5 mg/kg 的剂量加入 250 mL 生理盐水中，在 1 h 内用避光输液器滴注完毕。Photofrin（冻干粉剂，低温避光保存）按照 2 mg/kg 的剂量加入 5% 葡萄糖溶液中，按 2.5 mg/mL 比例浓度配制溶液，并在 1 h 内用避光输液器滴注完毕，滴注过程中严密观察患者的生命体征。滴注结束后48~72 h，予630半导体激光照射。

e.患者准备

治疗前需禁食水4~6 h。治疗前30 min，皮下注射阿托品以减少分泌物，必要时可以给予镇静及镇痛药物。

f.操作步骤

患者行电子喉镜检查，取仰卧位，咽部予利多卡因麻醉，将病变置于视野中央，由活检孔插入柱状光纤，照射时尽量使光纤贴近病变位置，根据病变的范围采用不同的柱状光纤（弥散端长度2.5~4.0 cm），照射范围需超过病灶边缘0.5 cm，使其充分覆盖病灶。功率密度为100~250 mW/cm²，能量密度为120~300 J/cm²，照射时间为900~1200 s，可根据肿瘤范围适当补充照射剂量。

（4）并发症及处理

a.光过敏反应

光过敏反应发生率：5%~28%。临床表现主要为皮肤过度晒伤样改变，如充血、红肿、辣痛，少数出现皮疹，多为红斑、丘疹，伴瘙痒或灼痛，重者可能有脱皮、水疱，后期可能出现色素沉着。进行避光教育是整个治疗中不可或缺的部分，告知患者使用保护性服装及注意事项十分重要。一旦发生光过敏反应，应立即避开阳光，冷水湿敷发热红肿的部位，避免阳光直射2周；对于出现皮疹者，可口服抗过敏药，局部涂抹含激素类的药膏。对明显肿胀、出现水疱者，为严重的光毒性反应，需静脉使用激素类药物、口服抗过敏药，避免接触阳光。

b.咽喉部疼痛

咽喉部疼痛为下咽癌PDT常见并发症，70%~90%患者术后出现咽喉部疼痛。疼痛原因早期是治疗区域组织反应性充血水肿，后期可能是肿瘤组织坏死脱落合并感染所致。对面积较大病灶，PDT后常规给予皮质醇激素以减轻水肿反应。

c.发热

常为低热，与肿瘤组织坏死引起的全身炎症反应有关，一般无需特殊处理，必要时给予对症处理，如物理降温、口服解热镇痛药等。

d.呼吸困难

呼吸困难为PDT最严重并发症之一，为光照时弥散到喉腔引起喉头水肿所致，术后要密切观察呼吸情况，必要时予地塞米松静注、气管切开等处理。

e.出血

在PDT后，伴随肿瘤的变性坏死过程而并发的血性渗出为正常现象，因肿瘤侵犯大血管，PDT可能会导致大血管破裂，需谨慎。一旦出血，需密切监测生命体征；采取侧卧位，保持呼吸道通畅；建立有效的静脉输液通道；使用止血药物如注射用血凝酶等；可采取内镜止血或介入止血治疗等，必要时手术。

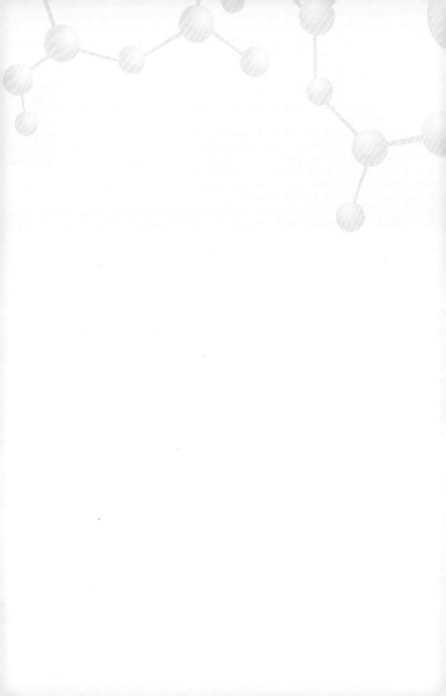

第四章

消化系肿瘤内镜诊疗术

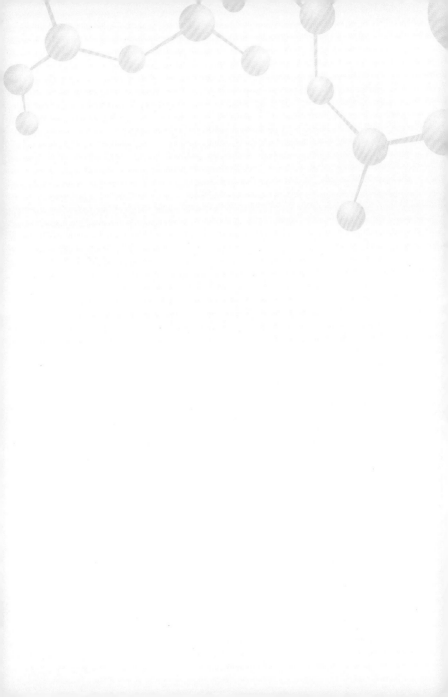

一、胃镜诊疗术

胃镜可用于上消化道疾病的诊疗、术前准备、适应证、禁忌证、操作流程、并发症及注意事项相类似。

(一) 适应证

(1) 基于健康体检、上消化道早癌筛查目的，主动接受胃镜检查的患者。

(2) 呕血、黑便，不明原因上腹痛、呕吐，吞咽困难，胸骨后疼痛及烧灼感等怀疑有上消化道病变者。

(3) 消化道肿瘤报警症状，如不明原因体重减轻、纳差、贫血，及其他系统疾病累及上消化道者。

(4) 内镜下各种治疗，如内镜下止血、取异物、扩张及支架置入、内镜黏膜下层剥离术 (ESD)、内镜下黏膜切除术 (EMR) 等，目前快速发展的经自然腔道内镜手术，如 EUS 引导下胰腺假性囊肿引流术、内镜下经胃胆囊切除术、内镜下经胃阑尾切除术等。

(5) 需定期随访的病变如巴雷特食管、萎缩性胃炎、胃癌前病变、胃恶性肿瘤术后等。

(二) 禁忌证

绝对禁忌证:

拒绝检查者。

相对禁忌证：

（1）严重呼吸、循环系统疾病，需安静休息者。

（2）咽、上消化道狭窄和梗阻者。

（3）肠梗阻，疑为十二指肠以下的病变。

（4）消化道穿孔可疑者，但确定穿孔位置或治疗时应尽量少注气检查治疗。

（5）内镜检查危险性超过收效时，应慎重考虑。

（三）并发症

消化内镜是侵入性诊疗手段，存在引起并发症的可能性。可能并发症包括：

（1）咽部损伤、喉头痉挛、腮腺肿胀。

（2）过度咽吐，发生食管贲门黏膜撕裂、窒息、误吸、吸入性肺炎等。

（3）消化道出血、穿孔。

（4）下颌关节脱位。

（5）麻醉、镇静后可能出现遗忘，如为无痛胃镜麻醉，有麻醉意外可能。

（6）诱发原有疾病发作或原有疾病加重。

（7）不可预知的心搏呼吸骤停及其他不可预料的情况。

（四）胃镜诊疗前准备

1.禁食

检查前1天晚21时前，可进食易消化食物，21时后禁食。检查当时不能停服的药物宜推迟到术后或检查前服用并多饮水。

2.去泡剂

目的是消除黏膜表面的气泡及黏液。

（1）口服 20~30 mL 去甲基硅油。

（2）为详细观察黏膜表面形态变化可使用20000 U链霉蛋白酶＋1 g碳酸氢钠，倒入 50~80 mL 水中，术前10 min饮用。

3.咽部麻醉

用4%利多卡因糊 5~10 mL 仰头含 5 min，麻醉时间不足，术前再追加口喷利多卡因。

4.术前给药

（1）为抑制胃食管蠕动和唾液分泌，给予抗胆碱能药物，如阿托品或山莨菪碱肌注或静注。

（2）冠脉缺血、青光眼、前列腺肥大者应使用高血糖素。

5.使用镇静药

有条件单位可在麻醉师配合下用静脉镇静或麻醉，可提高受检者接受度。

（五）操作方法及注意事项

1.内镜功能检查

（1）各钮活动度是否到位。

（2）送气、送水是否通畅。

（3）吸、抽功能是否良好。

（4）监视器显示效果是否良好。

2.观察顺序

（1）为及时记录胃镜检查结果，保证检查质量避免漏诊，推荐胃镜检查时进行标准摄影：共摄取 51 张。首先在咽部摄影 1 张。进入食管后从距门齿 25 cm 开始每 5 cm 摄影 1 张，在贲门部摄影 1 张，可让患者深吸气，使贲门部暴露更加充分。在胃内从胃体上部向下部摄影，由于胃体的上部、中部小弯侧不易观察，按后壁、大弯、前壁的顺序进行摄影，在胃体下部、胃体下部-胃角部，按后壁、大弯、前壁、小弯的顺序顺时针旋转摄影，然后摄影胃角上小弯、大弯及小弯，胃窦部在大弯摄影后，摄影后壁、前壁，然后摄影幽门部。十二指肠如果没有异常，在球部和乳头部各摄影1张即可。

（2）退镜摄影胃角内小弯、后壁、前壁，之后打满上螺旋，J形翻转从胃体下部至中部、上部，按序摄影，此时以小弯为中心，按小弯、前壁、后壁顺序，然后顺时针旋转，从大弯侧左翻转，呈U形摄影胃底，然后螺旋不动，逆时针方向回旋180°，摄影胃体上部后壁。最后摄影贲门部小弯。解除口形翻转，退镜，开始进镜时向下摄影胃体观察不充分的胃体中部大弯摄影1次，然后在贲门及食管距门齿40 cm、35 cm、30 cm、25 cm、20 cm、15 cm处及咽部分别用电子染色模式摄影，检查结束。

（3）残胃应确认术式。

（4）残胃时胃腔变小，反转观察时可能有困难。

3.活检方法

（1）充分接近活检目标，尽量与黏膜垂直夹取。

（2）出血会使病变再次活检不准确，首活检要选择最易出现阳性的部位，同时让血能流向病灶外低处。

（3）有出血倾向者如长期服用阿司匹林、华法林等，应停药5~7 d再检查。

（4）切勿在血管静脉瘤或粗大静脉处活检。

（5）取标本后立即放入固定容器内，容器上标记姓名、性别、年龄、日期、部位等，并填写病理检查申请单，申请单内容除容器上记录内容外还应包括住院号、胃镜检查号、内镜诊断和申请医师等内容。病理诊断与内镜诊断不一致时应与病理医师联系会诊。

4.色素内镜检查要点

喷洒色素可提高肉眼对病灶的诊断水平。

（1）喷洒色素前应将黏膜表面充分清洗，可用喷洒管或经活检管直接喷洒。喷力要适中，水柱力量过大会使病灶黏膜出血或发红。

（2）靛胭脂法：0.1%靛胭脂见黏膜表面细微变化，用生理盐水适当稀释2~3倍。

（3）卢戈液（1.4%~3.0%）：利用食管鳞状上皮含糖原颗粒与碘形成化学呈色反应原理，诊断早期食管癌及不典型增生。正常食管鳞状上皮呈棕色，早癌及增生呈淡染、浅黄或不染。不良反应有胸骨后烧灼感、嗳气、甲状腺功能受影响等，检查后应充分抽吸存留胃内的碘液，对碘过敏者禁用。

5.特殊人群检查注意事项

高龄者

（1）吸吐反射迟钝，易导致误吸危险。

（2）耳聋者理解能力不足，术中不配合，易动。

（3）应注意高龄者易伴基础疾病，特别是心肺功能障碍。

（4）注意抗胆碱药不良反应，特别是70岁以上者。

（5）无痛苦麻醉者苏醒时间较长。

儿童

（1）6岁以上儿童使用成人镇静药即可行同样检查。

（2）内镜治疗时，或小于6岁的儿童进行内镜检查时，要全身麻醉。

（3）小儿消化道脆弱，管腔细小，在检查时应间断送气，尽量减少送气量；同时要小心操作，最好使用细径内镜。

二、食管癌内镜诊疗术

上消化道内镜检查结合组织病理学仍是食管鳞癌诊断的金标准。对难以发现的病变则要依靠色素内镜及电子染色内镜发现，然后靶向活检，通过组织病理学予以诊断。食管鳞癌的诊断还应对恶性程度、浸润深度及有无淋巴结转移作出诊断。恶性程度可根据病理组织学类型进行判断，浸润深度则需结合色素放大内镜、超声内镜等检查甚至诊断性内镜下切除予以诊断，并据此评估淋巴结转移情况以指导临床治疗方案选择。

（一）食管癌的内镜诊断

1.早期食管癌常规内镜诊断

早期食管鳞癌患者临床上多无任何症状及体征，诊断依赖于有经验医生规范化食管内镜检查、早期食管鳞癌及癌前病变的筛查，对可疑病变行活检，以组织病理学为诊断依据。

（1）食管黏膜病灶有以下几种状态

a.红区，即边界清楚的红色灶区，底部平坦。

b.糜烂灶，多为边界清楚、稍凹陷的红色糜烂状病灶。

c.斑块，多为类白色、边界清楚、稍隆起的斑块状病灶。

d.结节，直径在1 cm以内，隆起的表面黏膜粗糙或糜烂状的结节病灶。

e.黏膜粗糙，指局部黏膜粗糙不规则、无明确边界的状态。

f.局部黏膜上皮增厚的病灶，常遮盖其下的血管纹理，显示黏膜血管网紊乱、缺失或截断等特点。内镜医师应提高对上述形态特征的认识，在检查时注意观察黏膜的细微变化，对可疑病灶多点活检是提高早癌检出率的关键。然而，多数早期食管癌在普通内镜下表现不典型，可能会被漏诊，病灶范围亦不清晰，因而检查中结合色素或电子染色的方法进行观察有助于提高病变检出率。

（2）早期食管癌及癌前病变的内镜下分型

依照2002年巴黎分型标准和2005年巴黎分型标准更新版，表浅型食管癌及癌前病变（Type0）分为隆起型病变（0-Ⅰ）、平坦型病变（0-Ⅱ）和凹陷型病变（0-Ⅲ）。0-Ⅰ型又分为有蒂型（0-Ⅰp）和无蒂型（0-Ⅰs）。0-Ⅱ型根据病灶轻微隆起、平坦、轻微凹陷分为0-Ⅱa、0-Ⅱb和0-Ⅱc三个亚型。0-Ⅰ型与0-Ⅱa型病变的界限为隆起高度达到1.0 mm（与张开活检钳单个钳片的厚度1.2 mm比较），0-Ⅲ型与0-Ⅱc型界限为凹陷深度达0.5 mm（与活检钳单个钳厚度的一半0.6 mm比较）。同时具有轻微隆起和轻微凹陷的病灶根据隆起/凹陷比例分为0-Ⅱc+Ⅱa和0-Ⅱa+Ⅱc型；凹陷和轻微凹陷结合的病灶则根据凹陷/轻微凹陷比例分为0-Ⅲ+Ⅱc和0-Ⅱc+Ⅲ型。

（3）病变层次分类

病变仅局限于上皮内（epithelium，EP），未突破基底膜者，为M1（原位癌/重度不典型增生；Tis）；早期食管癌分为黏膜内癌和黏膜下癌：黏膜内癌分为M2和M3；M2指病变突破基底膜，浸润黏膜固有层（lamina propria mucosa，LPM）；M3指病变浸润黏膜肌层（muscularis mucosa，MM）。黏膜下癌根据其浸润深度可分为SM1、SM2、SM3，SM1指病变浸润黏膜下层上1/3；SM2指病变浸润黏膜下层中1/3；SM3指病变浸润黏膜下层下1/3。对于内镜下切除的食管鳞癌标本，以200 μm作为区分黏膜下浅层和深层浸润的临界值，二者淋巴结转移风险有明显区别。

（4）病变内镜下形态与病变层次的关系

通常，黏膜内癌表现为0-Ⅱb型、0-Ⅱa型及0-Ⅱc型，病灶表面光滑或呈规则的小颗粒状；而黏膜下癌通常为0-Ⅰ型及0-Ⅲ型，病灶表面呈不规则粗颗粒状或凹凸不平小结节状。应用上述标准，可初步预测病变浸润深度。我国学者将早期食管癌病理形态分为隐伏型（充血型）、糜烂型、斑块型和乳头型，隐伏型多为原位癌；糜烂型大部分为原位癌，部分为早期浸润癌，癌细胞分化较差；斑块型最多见，大部分为早期浸润癌，癌细胞分化较好；乳头型主要为早期浸润癌，癌细胞分化一般较好。

活组织病理检查内镜下发现可疑病变应行活检，活检的块数根据病变的范围和大小确定。提倡应用色素内镜、新型内镜技术进行指示性活检。黏膜活检取材要求标本应足够大，深度尽可能达到黏膜肌层。

2.色素内镜

将各种染料散布或喷洒在食管黏膜表面后，使病灶与正常黏膜在颜色上形成鲜明对比，更清晰地显示病灶范围，并指导指示性活检，以提高早期食管癌诊出率。色素内镜常用染料有碘液、甲苯胺蓝等，可单一染色，也可联合使用。

（1）碘染色：应用浓度1.4%~3.0%卢戈氏碘液进行食管喷洒染色，利用食管鳞状上皮含糖原颗粒与碘形成化学呈色反应原理，诊断早期食管癌及不典型增生。正常鳞状上皮细胞内富含糖原，遇碘可变成深棕色，而早癌及异型增生组织内糖原含量减少甚至消失，呈现不同程度的淡染或不染区。不染区的黄色程度从淡黄到深黄，取决于病灶的异型程度。根据病变着色深浅、范围大小及边缘形态，结合指示性活检，可提高高危人群早期鳞癌及异型增生检出率。不良反应有胸骨后烧灼感、嗳气、甲状腺功能受影响等，检查后应充分抽吸存留胃内的碘液，对碘过敏、甲亢患者不能使用该法。

（2）甲苯胺蓝染色：甲苯胺蓝为碱性染料，可与组织细胞酸性物质相结合使之呈蓝色。因癌细胞增殖活跃，富含核酸物质，易被甲苯胺蓝染色，而正常细胞核内遗传物质相对较少，遇甲苯胺蓝着色不明显。与碘染色相比，甲苯胺蓝染色对操作技术要求更高，耗时长，假阳性率较高，因此在国内并不常用。

（3）联合染色：单一染色对早期食管癌及癌前病变检出效率受到染色原理、染色剂浓度等影响，联合染色法可使各染色方法取长补短。研究报道碘液-甲苯胺蓝染色法和碘液-亚甲蓝染色法对早期食管鳞癌及癌前病变检出的准确率高于单独碘染色，且对病变浸润程度评估也有一定价值。

3.电子染色内镜

通过特殊光学处理实现对食管黏膜的电子染色，比白光内镜更能清楚显示黏膜表面结构、微血管的形态及病变范围，又可弥补色素内镜的染色剂不良反应及染色耗时长等不足。电子染色内镜和普通白光内镜之间可实现反复切换对比观察，操作更为简便。

窄带成像技术（narrow band imaging，NBI）已广泛应用于临床，其对早期食管癌的诊断价值已得到公认。研究发现NBI在食管鳞癌筛查方面较普通白光内镜有明显优势，另有研究报道其对食管鳞癌诊断的准确度和特异度优于碘染色，尚需更多研究进一步证实。利用NBI结合放大内镜观察食管上皮乳头内毛细血管襻（intra-papillary capillary loops，IPCL）和黏膜微细结构有助于更好地区分病变与正常黏膜及评估病变浸润深度，已成为早期食管癌内镜检查的重要手段。

智能电子分光技术（flexible spectral imaging color enhancement，FICE）将白光分解成不同波段，可进行多达50种光谱组合，从而获得不同黏膜病变的最佳图像，可清晰显示IPCL，可作为碘染色的重要补充。智能电子染色内镜技术（I-Scan）增强了不同性质黏膜间颜色的对比，在表面增强、对比度、色调处理方面有了很大提升。

4.放大内镜

放大内镜（magnifying endoscopy）是在普通内镜的

前端配置了一个可调焦距的放大系统，可将食管黏膜放大几十甚至上百倍，有利于观察组织表面显微结构和黏膜微血管网形态特征的细微变化，尤其在与电子染色内镜相结合时，其对黏膜特征显示更为清楚，不仅可鉴别黏膜病变的良恶性，进一步提高早期食管癌检出的准确度，还可清晰显示病变的边界和范围，指导治疗方式的选择。

推荐对于早期食管鳞癌及癌前病变的放大内镜下观察采用早期食管鳞癌放大内镜日本食管学会分型（japanese esophageal society classification，JES分型），结合病变区域背景着色情况进行病变的诊断，并以此初步判定病变的范围及浸润深度。早期食管鳞癌放大内镜下JES分型：该分型将食管黏膜浅表血管分为A型和B型。A型为轻度异常或没有异常的血管，B型为异常的血管（包括扩张、迂曲、口径改变及形态不均）。B型又可分为3个亚型，即B1型、B2型和B3型，分别提示肿瘤浸润至M1或M2，M3或SM1，SM2。另外根据AVA大小又可分为3种亚型，与肿瘤的浸润深度有关：AVA直径≤0.5 mm者为小AVA（AVA-small），0.5~3 mm者为中AVA（AVA-middle），≥3 mm者为大AVA（AVA-large）。

JES分型方法诊断的准确率可达90%。

5.中晚期食管癌常规内镜诊断

中晚期食管癌的内镜下所见比较明确且容易辨认，主要表现为结节状或菜花样肿物，食管黏膜充血水肿、糜烂或苍白发僵，触之易出血，还可见溃疡，部分有不同程度的管腔狭窄。

进展期食管癌大体分型：

（1）髓质型：病变以食管壁增厚为特点，边缘坡状隆起。

（2）蕈伞型：肿瘤边缘隆起，唇状/蘑菇样外翻，表面可伴有浅溃疡。

（3）溃疡型：病变中央有明显溃疡，通常伴有边缘隆起。

（4）缩窄型：以管腔明显狭窄为特点，患者的吞咽困难症状明显。

（5）腔内型：病变呈现蘑菇样或息肉样，伴有/无带蒂。

（二）食管癌的内镜下治疗

1.早期食管癌的内镜治疗

（1）ESD

a.ESD定义

ESD是对不同部位、大小、浸润深度的病变，在进行黏膜下注射后使用特殊电刀逐渐分离黏膜层与固有肌层之间的组织，将病变黏膜及黏膜下层完整剥离的方法。

b.ESD操作步骤

①病灶周围标记。

②黏膜下注射，使病灶充分抬举。

③部分或环周切开黏膜。

④黏膜下剥离，使黏膜与固有肌层完全分离开，一次完整切除病灶。

⑤创面处理：包括创面血管处理与病灶边缘检查。经典ESD技术改进后的隧道式黏膜剥离技术（标记-注射-远端开口-近端切开-建立隧道-两边切开），也可用于累及范围较大的食管黏膜病变。

c.ESD疗效

ESD治疗食管鳞癌可达到93%~100%的整块切除率，完全切除率达88%以上。而国内ESD整块切除率为80%~100%，完全切除率为74%~100%，平均操作时间为40~95分钟。

（2）EMR

a.EMR定义

EMR指内镜下将黏膜病灶整块或分块切除，用于胃肠道表浅肿瘤诊断和治疗。

b.EMR方法

随着内镜器械的创新和内镜技术的进步，EMR技术不断发展。在传统的黏膜下注射抬举–切除的基础上逐渐演变出透明帽法（EMR with a cap，EMRC）、套扎法（EMR with ligation，EMRL）、分片黏膜切除术（endoscopy piecemeal mucosal resection，EPMR）等技术。各种EMR技术基本原理相同，多是先通过黏膜下注射将黏膜下层与固有肌层分离，然后利用不同方法切除局部隆起的黏膜病灶。EMRC是利用内镜前端安置的透明帽对病变进行吸引，再行圈套切除，对操作技术要求不高，并发症少，但可切除的病变大小受透明帽的限制。EMRL是先对病变进行套扎，阻断血流并形成亚蒂后切除，视野清晰，出血较少。EPMR用于传统EMR不能一次完整切除的较大病灶，将病灶分几部分切除，适用于>2 cm巨大平坦病变，但分片切除组织标本体外拼接困难，难以评估根治效果，易致病变局部残留或复发。

c.EMR疗效

国外文献报道，EMR可根除57.9%~78.3%的T1a期食管癌和癌前病变，整块切除率可达46%~78.6%，5年生存率可达95%。国内报道，EMR治疗早期食管癌及其癌前病变，整块切除率为44.1%~84.5%，完全切除率为44.8%~100%。

（3）MBM

MBM是在食管曲张静脉套扎器的基础上改良而来的多块黏膜切除技术，主要包括标记、圈套切除、处理创面等步骤。与EMR相比，MBM不需要行黏膜下注射，可显著缩短操作时间。同时，在保证相同治疗效果的前提下MBM较EMR具有操作简单、成本低、治疗时间短、安全高效的优点，便于在基层推广，应注意规范化操作，避免病变残留。

（4）RFA

利用电磁波生物物理中的热效应发挥治疗作用，使肿瘤组织脱水、干燥和凝固坏死，从而达到治疗目的。因其有效治疗深度仅限于1000 μm范围，因此术后食管穿孔或狭窄风险较低，可用于治疗不耐受外科切除或拒绝手术的多原发、单病灶范围较大（累及全周管腔）的食管癌前病变或早期食管癌。初步研究结果显示，RFA可用于Ⅱb型病变，且治疗前活检证实为食管鳞状上皮细胞中度异型增生和（或）重度异型增生及局限于M2层的中-高分化鳞癌。符合条件早期食管鳞癌及其癌前病变的RFA术后12个月完全缓解率可达97%。环周型消融系统多应用于多发、延伸较长或环周病变的治疗，治疗过程包括记录消融位置、测量食管内径、置入消融导管进行消融等步骤，依据病变及第一次消融情况，可在清除已消融病变黏膜后行第二次消融，局灶型消融系统则多应用于局灶性病变及术后残余灶的处理，无需经过测量步骤。

2.内镜下切除的适应证和禁忌证

早期食管癌和癌前病变内镜下切除的绝对适应证：病变层次局限在上皮层或黏膜固有层的食管癌（M1、M2）；食管黏膜重度异型增生。内镜下切除的相对适应证：病变浸润黏膜肌层或黏膜下浅层（M3、SM1），未发现淋巴结转移的临床证据。范围大于3/4环周、切除后狭窄风险大的病变可视为内镜下切除的相对适应证，但应向患者充分告知术后狭窄等风险。

内镜下切除的禁忌证：明确发生淋巴结转移的病

变；若术前判断病变浸润至黏膜下深层及以上，原则上应行外科手术治疗；若患者拒绝或不适合外科手术，可考虑内镜下切除治疗。内镜下切除的相对禁忌证：非抬举征阳性；伴发凝血功能障碍及服用抗凝剂的患者，在凝血功能纠正前不宜手术；有食管静脉曲张者；一般情况差、无法耐受内镜手术者。

3.内镜治疗常见并发症及处理

内镜下切除属于微创治疗，但是受内镜医师经验水平、设备器械精密度、食管黏膜疾病及患者全身合并症等诸多因素影响，可能术后并发食管黏膜出血、穿孔、狭窄、感染等风险。

（1）出血：包括术中出血指术中需要止血治疗（如电凝或止血夹止血）的局部创面出血；术后迟发性出血指操作术后30天内出现呕血、黑便等征象，血红蛋白下降20 g/L以上。EMR出血风险与食管黏膜病变范围呈正相关，病灶直径超过2 cm者术中及术后出血风险显著升高，混合电流切除者易发生术中出血，凝固电流切除者易发生延迟性出血。ESD出血可能与病变部位、大小及类型、剥离层次、病变的粘连程度、血管分布、操作者的熟练程度等相关。

出血治疗原则及处理方法：术中出血多见，应根据情况选择最佳的止血方法。对于少量渗血，内镜喷洒肾上腺素 0.9% 氯化钠注射液即可有效，而大量的渗血则可酌情选用内镜黏膜下注射肾上腺素 0.9% 氯化钠注射液，或采用热活检钳钳夹止血以及 APC 止血，也可用止血夹夹闭出血部位进行止血。术后出血相对少见，若患者血流动力学稳定，经保守治疗一般可恢复；而支持治疗后仍存在血流动力学不稳定，则需急诊内镜下电凝、止血夹确切有效止血，极少需要外科手术。术中出血多因操作中损坏黏膜下血管所导致，因此，操作中采取必要的预防措施是极为重要的，包括黏膜下注射液中加入肾上腺素 0.9% 氯化钠注射液以收缩血管，术中应用热活检钳对可疑血管进行钳夹电凝处理等。病变切除后仔细处理创面，对可见血管进行预凝，有助于预防术后出血。术后应用止血药和抗酸剂也可达到预防出血的效果。

（2）穿孔：ESD 术中穿孔风险较 EMR 更高，通常可在术中发现。若患者 ESD 术后突发前胸及颈面部皮下气肿，胸部平片或 CT 发现纵隔气体或查体见穿孔征象等，应考虑术后穿孔。ESD 穿孔与操作者经验、病变部位及大小、病变处有无溃疡形成等相关。操作过程中使用CO_2气体及预防性夹闭肌层破损处可降低穿孔发生率，而创面处肌层暴露则会增加穿孔风险。消化道内积聚大量气体，容易使小的肌层裂伤形成穿孔，因此，操作过程中应及时抽吸消化道内的气体。严格掌握内镜切除适应证、充分的黏膜下注射及选用合适的器械也有利于预防穿孔发生。

穿孔治疗原则及处理方法：术中及时发现穿孔，后续操作应减少注气注水，切除结束后行内镜下夹闭，术后予禁食、胃肠减压、静脉使用广谱抗生素及支持治疗等保守治疗多可恢复，有利于降低外科手术率。内镜夹闭失败或穿孔较大内镜无法夹闭时，可能需要外科手术，以防病情进展。穿孔并发气胸时，应及时进行负压引流。隐形穿孔保守治疗多可痊愈。

（3）食管狭窄：内镜下食管黏膜切除术后需要内镜下治疗的食管管腔狭窄，常伴有不同程度的吞咽困难，多见于术后1个月左右。食管黏膜病变范围、浸润深度、切除创面的环周比例与纵向长度是术后食管狭窄的常见危险因素。大于3/4环周的食管黏膜病变经内镜切除治疗的术后狭窄发生率可达88%~100%。

狭窄治疗原则及处理方法：内镜下食管扩张术是最常规的治疗方法，多数狭窄经数次内镜下扩张可缓解，存在高危因素的病例术后行预防性食管扩张可降低狭窄发生率。支架置入可作为难治性病例的选择，但存在疼痛、肉芽组织长入支架、食管溃疡形成及部分支架不能取出等问题。近来有研究报道预防性覆膜支架置入可安全有效降低近环周食管 ESD 患者术后狭窄发生率。生物可降解支架因支架降解支撑力下降及移位等问题导致长期疗效不理想。口服或黏膜下注射糖皮质激素是预防狭窄的重要措施，通过口服或黏膜下注射激素可以降低狭窄的程度和减少扩张的次数。口服及局部注射糖皮质激素可有效预防术后狭窄发生，降低扩张需求，但最佳方案尚未达成共识。目前多采用如下方案：糖皮质激素局部注射方法如下，在 ESD 术后创面残留的黏膜下层注射曲安奈德（稀释至 5 mg/mL），注射通常在溃疡边缘开始、由远及近、线性注射，每个位点注射 0.5~1 mL，共注射 20~40 个位点，总量控制在 100 mg。也有文献报道，通过术后多次注射糖皮质激素预防狭窄，即在 ESD 术后残留的黏膜下层注射倍他米松，共注射 8~10 个位点，总量控制在 4~8 mg，每周 1~2 次直至创面完全上皮化。局部注射糖皮质激素切勿碰到肌层，否则存在发生迟发性穿孔的可能。口服糖皮质激素预防狭窄可分为长期（高剂量）和短期（低剂量）两种。长期（高剂量）口服泼尼松龙，术后第3天开始，计量依次递减，30 mg/d×2周，25 mg/d×2周，20 mg/d×1周，15 mg/d×1周，10 mg/d×1周，5 mg/d×1周，共计8周1120 mg。短期（低剂量）口服泼尼松龙，术后第2天开始，计量依次递减，30 mg/d×1周，20 mg/d×1周，10 mg/d×1周，共计3周420 mg。细胞补片等再生医学技术尚处研究阶段。

4.内镜治疗后随访

内镜切除后随访要求3个月、6个月和12个月各复查1次内镜，若无复发，此后每年复查1次内镜。随访时应结合染色和（或）放大内镜检查，发现阳性或可疑病灶行选择性活检及病理诊断。另外，肿瘤标志物和相关影像学检查亦不可忽视。同时应警惕异时多原发食管鳞癌和第二原发癌（如头颈部鳞癌、胃癌等）。复发的预防和处理：病变切除后应仔细检查创面，必要时使用染色或NBI进行观察，发现病变残留时应及时行再次内镜下处理，有利于降低复发率。局部残留和复发的病变多可通过内镜下治疗清除，内镜下治疗失败者可追加手术或放化疗。

5.食管癌内镜下支架植入

进行性吞咽困难是中晚期食管癌患者最常见临床症状，严重影响患者生活质量。食管支架置入术能迅速解除患者梗阻症状，重建肠内营养通道，操作简单，创伤小，具有很高的临床应用价值。

（1）适应证

a.无法手术切除的严重恶性梗阻和食管气管瘘被认为是食管支架置入术的最佳适应证。

b.食管癌患者新辅助治疗期间行食管支架置入术可有效改善患者的营养状态，可作为根治术前的过渡治疗。

c.随着技术的进步及支架的改良，吻合口瘘、食管良性狭窄、难治性食管静脉曲张、无法切除的肺癌或纵隔肿瘤压迫食管亦可考虑行食管支架置入术。

（2）禁忌证

a.严重的感染、凝血功能障碍、心肺合并症等无法耐受手术。

b.食管支架置入的目的是缓解患者梗阻症状，恢复正常饮食，因此，对于进食无明显受限的患者，不建议早期行支架置入术。

c.颈段食管癌因支架置入后有较高的移位率及难以忍受的异物感，被认为是相对禁忌证。

（三）食管癌超声内镜诊断

1.早期食管癌的超声内镜诊断

EUS对食管病变有着良好显示率，它在显示食管壁层次结构同时，可清晰显示异常食管壁结构并分析其和正常食管壁关系，在食管病变中优势明显。准确的术前评估是选择合理治疗方式和评估预后的先决条件。判断肿瘤范围主要借助色素内镜和电子染色内镜，对病变层次评估则主要依靠超声内镜、食管上皮乳头内毛细血管襻（intrapapillary capillary loops，IPCL）分型、病变内镜下形态等信息，但目前缺乏统一的标准，诊断结果易受操作者经验水平的影响，准确评估仍依靠切除标本的病理诊断。

（1）食管早癌的EUS可以分为线阵式超声内镜、环扫超声内镜和超声微探头。超声内镜前端的水囊注水后膨胀，使其与目标对象接触进行扫查。此外由于能选择5~20 MHz的广泛频率，所以不仅用于食管癌的浸润深度诊断，也可用于腹部、纵隔和颈部的淋巴结转移诊断。超声微探头通过通用内镜钳道使用，频率限定在12 MHz、20 MHz，主要用于食管表浅癌浸润深度诊断。

通过EUS看到的食管壁的层次结构。

（2）早期食管癌在EUS下典型表现为局限于黏膜层且不超过黏膜下层低回声病灶。EUS亦可清晰显示大部分纵隔淋巴结、腹腔淋巴结。因此，EUS在食管癌T、N分期中扮演重要角色，主要用于确定肿瘤浸润深度以及有无淋巴结转移。当用20 MHz超声微探头观察，食管壁常被分为9层。在浅表癌浸润深度诊断中，主要用3/9层的高回声层（对应黏膜肌层）和4/9层的低回声层（对应黏膜下层）以及5/9层的高回声层（基本对应黏膜下深层），基于这些进行诊断。

a.EP/LPM癌：肿瘤回声止于2/9层，3/9层未见变化者。

b.MM/SM1癌：由肿瘤回声可见3/9层不规则和中断，但未见4/9层有明显变化者。

c.SM2/SM3癌：肿瘤回声从3/9层断裂，达到4/9层者。

（3）EUS在早期食管癌评估中的可靠性和争议。EUS评估早期食管癌的可靠性与病变类型、位置、术者经验、超声探头频率以及其他影像学辅助检查有关，病例异质性亦可造成 EUS 评估差异。采用高频率小探头时，EUS 的敏感性、特异性、阳性似然比、阴性似然比以及诊断比值比更高。病变位于食管近段和中段时，EUS 分期的准确性为 87.1%，而位于食管远端时则为 47.6%，反映了 EUS 在临床应用中的局限性。

2.中晚期食管癌超声内镜的分期诊断

食管癌是我国最为常见的恶性肿瘤之一，其发病率及病死率均较高，严重威胁着人类的健康与生命。手术治疗仍是早期食管癌的首选治疗方法，但我国大多数患者在初诊时已处于中晚期，往往失去了根治性手术的机会；化疗作为一种全身性治疗手段，可应用于中晚期食管癌患者，但由于其作用有限、不能明显缓解患者进食梗阻症状，且化疗毒副作用较大，部分患者不能耐受；因此，放射治疗俨然成为食管癌治疗中不可或缺的重要措施之一。如何对食管癌 TNM 分期及治疗效果做出客观、科学的评价，是有关学者长期以来的研究热点之一。超声内镜检查不仅可以直观地显示食管黏膜病变，管腔有无狭窄及穿孔，还可以检测出癌灶浸润深度、层次及周围淋巴结转移情况，在判断食管癌的分期及治疗前后的疗效评比中具有独特的优势。超声内镜可清楚显示病变浸润深度及其与邻近脏器的关系，但对浸润深度的诊断易受病变大小及部位的影响。超声内镜诊断淋巴结转移的敏感度高于CT，但由于超声波穿透力有限，所以难以用于远处转移的评估。

TNM分期在食管癌预后的评估中占据着重要地位。浸润深度和淋巴结转移是影响食管癌预后的两大主要因素，因此食管癌准确的分期对于评估预后、制定科学治疗方案、提高临床疗效具有重要意义。目前食管癌TNM分期的检测方法包括：

（1）食管X线钡餐检查，该方法简便经济，患者易耐受，且能粗略估计病灶的长度及食管管腔狭窄程度、管壁蠕动功能等，但对肿瘤组织在食管内侵犯情况、周围脏器、淋巴结及远处转移情况不能明确。

（2）CT检查能较准确地判断癌肿的浸润深度及对周围脏器的侵犯情况，但不能直接观察食管黏膜病变情况及有无穿孔、出血等并发症，且CT扫描很难发现食管癌早期病变。

（3）EUS通过显示食管壁的层次结构判断食管原发肿瘤的浸润深度，对食管癌T分期的准确性可达79%~

92%。EUS检查，不仅能通过内镜直接观察食管黏膜病变形态，同时还可利用超声探头扫描，依据回声特点判断食管癌浸润层次及外周淋巴结转移。

T分期T是指肿瘤原发灶的情况，随着肿瘤体积的增加和邻近组织受累范围的增加，依次用T1~T4表示。食管癌病变在EUS检测中，常常表现为不均匀回声，病变处管壁结构缺损或中断，且边缘不规则。EUS特有的超声探头扫描，能准确地判别肿瘤浸润深度、层次，有助于T分期。

EUS下食管癌T分期可概括为Tx期：原发肿瘤无法评价；T0期：无原发肿瘤证据；Tis期：原位癌；T1期：肿瘤侵及黏膜层或部分黏膜下层；T2期：肿瘤侵及固有肌层；T3期：肿瘤侵及浆膜层，累及食管全层；T4期：肿瘤侵及食管壁全层并突破食管外膜，侵犯主动脉，管壁外周可见肿大淋巴结。

N分期N是指区域淋巴结受累及情况。淋巴结转移也是影响食管癌预后的重要因素之一，EUS检查具有近距离、高分辨等优势，在诊断食管癌N分期中具有重要临床价值。EUS对食管癌的N分期判断按照美国超声内镜协会标准：N1：直径≥10 mm或短径/长径≥0.5 mm；

形态呈圆形、类圆形，边界清楚；内部回声均质为低回声或与原发肿瘤相同的回声。EUS对于颈段、胸段、腹段食管癌的食管周旁淋巴结转移的诊断符合率分别为85%、94.4%、60%。EUS检测对中晚期食管癌患者淋巴结转移（N分期）诊断的准确率可达69.0%~88.9%。

M分期是指远处转移情况。出现腹腔淋巴结转移的所有患者均为T3、T4期浸润，EUS诊断M1a期的敏感性为98%，特异性达83%。但由于超声的穿透力有限，EUS对于食管癌的其他远处转移，如肝脏、骨、胸腔内转移的诊断价值亦有限，尚不能和CT、PET-CT、腹部B超、骨ECT等影像学检查手段相媲美。

EUS具有消化道内镜和超声的双重功能和优势，目前已广泛应用于食管癌诊治的多个环节。通过EUS对食管癌的准确TNM分期，亦或EUS联合其他影像学检测手段，可以为临床治疗食管癌的方案选择提供依据；通过对比分析治疗前后的癌灶及癌周淋巴结退缩情况，可以科学、合理地评价放化疗等治疗效果。

3.超声内镜引导穿刺在食管癌分期中的作用

食管癌患者的生存期很大程度上取决于淋巴结是否受累。在接受手术的患者中，较少淋巴结切除的患者，术后存活率更差。这种生存差异可能是由分期误差引起，因为识别阳性淋巴结的概率与淋巴结切除的充分性直接相关。EUS在识别恶性淋巴结、协助选择治疗方案和预测预后方面具有重要作用。恶性淋巴结的特征：直径大于5~10 mm，圆形，边界锐利，低回声。以上四个特征的存在对转移性淋巴结诊断的敏感性为89%，特异性为92%。改良的转移性淋巴结诊断标准，增加了三个EUS特征：腹腔淋巴结，≥5个淋巴结以及肿瘤分期T3~T4。在细胞学评估中，EUS FNA也证实了恶性病变。对于可疑淋巴结行FNA时，穿刺应避开原发肿瘤和大血管，因为这可能导致假阳性、出血和潜在的肿瘤播散风险。此外，只有当FNA会影响治疗决定时，才应进行FNA。由于转移性淋巴结可能超出EUS观察范围、狭窄段肿瘤内镜无法通过或累及远端淋巴结而无局部淋巴结转移，因此仅用EUS不能很好地进行N分期。联合EUS、CT和FDG PET/CT的检查常用以降低肿瘤过低分期的风险。EUS和CT均可用于腹部淋巴结检查，EUS主要探查有无腹腔淋巴结转移，CT可用于检查有无其他腹部淋巴结转移。与CT和PET-CT相比，EUS诊断淋巴结转移的敏感性具有显著优势，但特异性相对不足。由于超声波穿透力有限，EUS 对食管癌远处转移的检测作用有限，此时应选 CT、MR 或 PET-CT 等影像学检查。但 EUS 能测及肝左叶不足 1 cm 的微小转移灶以及腹腔干淋巴结，并可进行穿刺活检，因此在食管癌远处转移的评价中亦具有独特作用。行 EUS 检查时同步行 EUS-FNA 被越来越多的医师所青睐，其优势在于行常规 EUS 的同时可获取可疑病灶的组织病理学标本，以明确肿大淋巴结是否为肿瘤侵犯。判断 N 分期时，EUS-FNA 结果优于普通 EUS 检查，在已行 EUS-FNA 的基础上再行 PET-CT 并不能进一步提高 N 分期的准确性。

三、胃癌内镜诊疗术

（一）胃癌的内镜筛查

我国胃癌内镜筛查目标人群的定义为年龄≥40 岁，且符合下列任一条者推荐行上消化道内镜检查：

（1）胃癌高发地区人群。

（2）幽门螺杆菌感染者。

（3）既往患有慢性萎缩性胃炎、胃溃疡、胃息肉、手术后残胃、肥厚性胃炎、恶性贫血等胃癌前疾病。

（4）胃癌患者一级亲属。

（5）存在胃癌其他风险因素（高盐、腌制饮食、吸烟、重度饮酒等）。

（二）早期胃癌的内镜诊断

1.普通白光内镜

普通白光内镜检查是早期胃癌内镜诊断技术的基础，对于早期胃癌或疑似癌变区域首先进行白光内镜观察，记录病变区域自然状态情况，而后再进行其他内镜检查技术。

早期胃癌白光内镜下分型推荐2005年巴黎分型标准3：浅表性胃癌（Type 0）分为隆起型病变（0-Ⅰ）、平坦型病变（0-Ⅱ）和凹陷型病变（0-Ⅲ）。0-Ⅰ型又分为有蒂型（0-Ⅰp）和无蒂型（0-Ⅰs）。0-Ⅱ型根据病灶轻微隆起、平坦、轻微凹陷分为0-Ⅱa、0-Ⅱb和0-Ⅱc 3个亚型。

0-Ⅰ型与0-Ⅱa型的界限为隆起高度达到2.5 mm（活检钳闭合厚度），0-Ⅲ型与0-Ⅱc型的界限为凹陷深度达到1.2 mm（活检钳张开单个钳厚度）。同时具有轻微隆起及轻微凹陷的病灶根据隆起/凹陷比例分为0-Ⅱc+Ⅱa及0-Ⅱa+Ⅱc型。凹陷及轻微凹陷结合的病灶则根据凹陷/轻微凹陷比例分为0-Ⅲ+Ⅱc和0-Ⅱc+Ⅲ型。

2.图像增强内镜（image-enhanced endoscopy，IEE）

（1）色素内镜

靛胭脂法

a.概述

靛胭脂（indigo carmine）是对比性染色剂，不被消化道黏膜吸收，可迅速被水冲洗，可反复多次使用。

b.作用机制

靛胭脂喷洒于胃黏膜表面后，不与黏膜结合，仅留存于隐窝使其着色，可清晰显示胃黏膜表面微结构的凹凸状态，与周围正常黏膜的色泽形成鲜明对比，有利于病灶的检出。

c.适应证及禁忌证

可用于胃内糜烂、隆起性病变、良恶性溃疡的鉴别诊断。靛胭脂对人体较为安全，无明显禁忌证。

d.术前准备

术前现配靛胭脂溶液 100 mL，浓度 0.2%~0.5% 皆可。

e.操作步骤

发现可疑病灶后，通过冲洗、吸引保持病灶区域表面黏膜清洁，无明显黏液，通过活检孔道伸入喷洒导管对病灶表面直接喷洒靛胭脂溶液 20~30 mL，待燃料均匀分布后，认真观察病灶的范围和表面形态，对可疑区域进行活检，以明确病理诊断。

冰醋酸法

a.作用机制

醋酸可以使上皮细胞蛋白质的三级结构发生可逆性改变。喷洒于黏膜表面可溶解黏液，清洁黏膜表面，使黏膜表面暂时变白，即"醋酸白色化"效应，从而增加了病变组织和正常组织的对比度。

b.适应证及禁忌证

可用于胃内糜烂、隆起性病变的鉴别诊断。冰醋酸对人体较为安全，无明显禁忌证。

c.术前准备

可以用食用白醋代替，用生理盐水或者蒸馏水稀释成2%~4%即可。

e.操作方法

醋酸轮廓法：喷洒冰醋酸数秒后，黏膜产生白色化，进行放大观察会看到立体的图像，用于诊断胃癌的黏膜构造。

醋酸动态化学法：喷洒醋酸后癌变部位白色化和周边非癌黏膜相比消失更早。

醋酸+靛胭脂三明治法：在喷洒醋酸后追加喷洒靛胭脂，非癌黏膜会附着靛胭脂，癌变部位不会附着靛胭脂。

醋酸喷洒后窄带光观察法：喷洒醋酸后使用窄带光观察，癌的部位呈茶色，非癌的部分呈绿色。

（2）光电子染色内镜。光电子染色内镜通过滤光器转换内镜光源的光学特性，或在使用激光或红外等与白光特性不同光源的基础上，运用血管或结构强调等特殊图像处理技术观察病变。常见的光电子染色技术包括窄带成像技术（NBI）、蓝激光系统（BLI）/联动成像技术（LCI）、I-scan光学增强技术（OE）、光电复合染色成像技术（VIST）、智能多光谱技术（CBI）等。应用电子染色内镜观察早期胃癌病变边界和表面微血管、微结构更加清晰，但仅仅依靠普通、不具备放大功能的电子胃镜是不够的，需要联合放大内镜一起使用。

3.放大内镜

（1）技术原理。放大内镜的结构和原理与普通内镜区别不大，主要在于其在物镜和内镜前端的电荷耦合元件之间，加装了不同倍数的放大镜头，同时像素更密集，分辨率可达到0.1 mm的视觉效果。通常采用的放大内镜是焦点调节式的放大电子内镜，采用变焦方法，摄像镜头一部分可以移动，既能保证常规内镜的观察模式，也能进行放大观察。放大内镜通常可达到70~130倍的光学放大效果，可区分10~71 μm的微小变化。单纯放大内镜观察效果并不理想，必须结合光电子染色技术才能使得病变显示得更清晰。

（2）适应证与禁忌证

适应证

a.消化道黏膜病变良、恶性质的鉴别。

b.消化道癌前病变的内镜监测和随访。

c.内镜治疗前病变范围和浸润深度的判定。

d.幽门螺杆菌感染、慢性萎缩性胃炎、胃食管反流病等黏膜疾病的辅助诊断。

禁忌证

同胃镜检查。

（3）检查流程

检查前准备

a.向患者及家属充分告知操作目的及可能出现的并发症和意外，取得患者的理解与配合，并签署知情同意书。

b.用西甲硅油、链霉蛋白酶等清除胃黏膜表面的泡沫及黏液。

c.必要时可加用山莨菪碱、东莨菪碱等解痉剂减少胃蠕动。

d.放大胃镜头端常安装软质硅胶黑帽，黑帽末端与镜头距离一般 2 mm，以保持高倍放大观察时的成像质量，减少蠕动干扰。

（4）检查过程

a.先以常规内镜模式进行全面规范化全胃观察，发现可疑病变后，对拟观察区域黏膜清洁冲洗，再进行放大观察。放大观察应结合染色（色素染色或光电子染色）以增强显示效果。

b.将内镜头端尽量靠近拟观察黏膜表面，通过内镜操作部的变焦旋钮调节至最适合焦距，以便清楚显示黏膜表面结构。

c.缓慢的移动镜头和调节焦距，按照口侧到肛侧、先边缘后中央的顺序观察，获得病变黏膜表面的多角度形态，操作应轻柔，尽量避免镜头或先端帽损伤黏膜面，以免引起出血影响观察。

（5）早期胃癌放大内镜诊断流程。早期胃癌的放大内镜表现多样，无法进行包罗一切的分类，推荐使用基于VS分类系统的放大内镜早期胃癌简易诊断流程。

（三）早期胃癌内镜治疗

内镜下切除术适用于淋巴结转移可能性极低的早期胃癌，包括内镜下黏膜切除术（EMR）、内镜黏膜下剥离术（ESD）、内镜黏膜下隧道剥离术（ESTD）。

1.术前准备

（1）患者准备

a.详细了解患者病史，相关实验室检查，消化道内镜、超声内镜、腹部CT及病理学检查结果，术前应评估呼吸循环功能，了解有无高血压、肺动脉高压、心肌缺血等病史或症状。

b.术前停用非甾体类抗炎药、抗血小板药物、抗凝剂等药物1周。

c.术前签署手术同意书、自费医疗器械、药物知情同意书。

（2）医疗准备

a.早期胃癌的内镜下切除应在患者麻醉状态下进行，需要专业的麻醉医师全程监测患者的血压、血氧饱和度、心电图及并发症等重要体征和症状。

b.手术人员应能熟练掌握消化内镜的操作技巧，具备常规内镜下治疗的技能和经验，熟悉胃早癌内镜下切除的基本原理、步骤和各种并发症的处理方法和不同附件的性能，熟练使用各类附件。有条件者在正式开展前应在实验动物上进行操作练习。

（3）器械与附件

a.常规设备

大孔道、带附送水功能的治疗型内镜、内镜用先端帽、CO_2送气装置、注水泵、内镜用电外科系统等。

b.术中所需的附件

一次性高频电刀、电凝钳、圈套器、金属夹及尼龙绳等。ESD操作可供选择的电刀种类繁多，可根据术者的经验和习惯选用。

c.黏膜下注射液

理想的黏膜下注射材料，应具有"安全、方便、稳定和长时间维持"等特点，现临床上常用的有生理盐水、甘油果糖溶液、透明质酸溶液等。此外，在黏膜下注射液中常加入少量肾上腺素及美兰或靛胭脂等染色剂，有助于辨别剥离范围和深度，减少术中出血。

2.早期胃癌内镜下切除适应证

（1）绝对适应证

a.胃黏膜高级别上皮内瘤变（HGIN）。

b.无合并溃疡的分化型黏膜内癌（UL0 cT1a）。

c.病灶大小≤3 cm、有溃疡的分化型黏膜内癌（UL1 cT1a）。

d.病灶长径≤2 cm、无溃疡的未分化型黏膜内癌（UL0 cT1a）。

（2）相对适应证

对不符合上述适应证，但手术风险较大，可将内镜切除作为相对适应证，应注意肿瘤残留及淋巴结转移风险。

3.早期胃癌内镜治疗禁忌证

（1）明确淋巴结转移的早期胃癌。

（2）癌灶侵犯固有肌层。

（3）不可耐受内镜下切除。

4.内镜下黏膜切除术（EMR）

EMR是最早应用于早期胃癌的内镜下治疗方法，该技术是在息肉电切术和黏膜注射术的基础上发展起来的一种治疗方法，适用于长径≤2 cm，无合并溃疡的分化型黏膜内癌（UL0 cT1a）。

（1）手术步骤

EMR方法可归为两大类：

a.非吸引法：黏膜下注射–圈套切除法、黏膜下注射–预切–切除法等。

b.吸引法：透明帽法和套扎器法。

各种EMR法的操作步骤基本相同；

a.明确病变边界，必要时标记。

b.黏膜下注射：病变周围分多点行黏膜下注射，使病变充分抬举。一般按照先远侧后近侧的顺序，对于较小病变可在病变中央直接进针注射。

c.病变切除：可采用圈套器、套扎器或透明帽及专用圈套器等，完全切除病变黏膜。

d.创面处理：根据切除后创面情况，必要时使用电凝钳、氩气刀（argon plasma coagulation，APC）或金属夹等处理创面。

（2）局限性

EMR整块切除率及不完全切除率低，目前尚缺乏足够的EMR治疗早期胃癌的前瞻性研究，不推荐使用EMR作为治疗早期胃癌的标准治疗方式。

5.内镜黏膜下剥离术（ESD）

ESD 是在 EMR 基础上发展起来的切除技术，现已成为内镜下治疗早期胃癌的首选治疗方式。术者根据病变的不同部位、大小、浸润深度，选择性使用各种类型的内镜下电切刀，逐渐分离黏膜层与固有肌层之间的黏膜下组织，最后将病变黏膜及黏膜下层完整剥离的切除方法。

（1）手术步骤

①环周标记：通过染色或放大内镜等，明确病变边界，距离病变边界 3~5 mm 处，使用电刀或 APC 等进行电凝标记，每个标记点间隔约 2 mm。

②黏膜下注射：按先远侧后近侧的顺序，于病变周围分多点行黏膜下注射，使黏膜层与固有肌层分离，病变充分抬举。

③环周黏膜预切开：病变充分抬举后，使用电刀沿标记点外约 3~5 mm 处环周预切开病变黏膜。切开过程中一旦出现出血，冲洗以明确出血点，使用电刀或电凝钳止血。

④黏膜下剥离：使用电刀于病变下方行黏膜下剥离，直至一次性完整剥离病灶。过程中，及时进行黏膜

下注射以保证黏膜下抬举充分，同时电刀或电凝钳及时处理暴露的血管。此外，在剥离过程中，必要时可采用钛夹联合丝线等牵引技巧，可有助于改善黏膜下剥离视野，降低ESD操作难度，提高手术效率。

⑤创面处理：使用电凝钳或APC等对创面，尤其是切缘周围暴露血管进行充分电凝处理，必要时可喷洒生物蛋白胶、黏膜保护剂等保护创面。

6.内镜黏膜下隧道剥离术（ESTD）

ESTD是消化内镜隧道技术（digestive endoscopic tunnel technique，DETT）的分支之一，是通过建立黏膜下隧道，完整切除胃早癌的新方法，主要适用于切除病变横径≥3 cm的大面积早期胃癌，贲门部、胃体小弯侧和胃窦大弯侧是比较合适的操作部位。

（1）手术步骤

a.环周标记。

b.黏膜下注射。

c.黏膜切开：按照先肛侧后口侧的顺序，使用电刀沿着标记切开肛侧及口侧黏膜，约1.5~2.0 cm。

d.隧道建立：从口侧开口处行黏膜下剥离，边注射、边剥离，建立一条自口侧开口至肛侧开口的黏膜下隧道。

e.病变切除：电刀沿边界同步切开两侧黏膜，直至病变完整切除。

f.创面处理。

（2）注意事项

a.建立隧道过程中注意观察两侧标记点，并保证隧道建立方向同病变形态及走形一致，避免黏膜过多剥离。

b.隧道内剥离时应注意方向，避免损伤黏膜层。

c.胃内大范围早癌病变采用传统ESD技术通常可顺利切除，隧道技术因研究样本量有限，尚未发现其较传统ESD技术有明显优势。

7.内镜切除术围术期处理

（1）术前准备

术前评估患者全身状况，排除麻醉及内镜治疗禁忌证。取得患者及家属知情同意后，签署术前知情同意书。

（2）术后处理

根据术中情况、术后创面大小及部位，可选择术后第1~3天禁食；密切观察生命体征，无异常后可逐渐过渡饮食，直至恢复正常饮食。

（3）术后用药

溃疡治疗：内镜下切除早期胃癌后溃疡，首选质子泵抑制剂（proton pump inhibitor，PPI）进行治疗，目前国内大多推荐持续应用标准剂量 PPI 4~8 周。抗生素使用：不推荐常规预防性使用抗生素。如患者术中合并消化道穿孔或大量出血者，可以考虑酌情使用抗生素。

8.内镜切除术并发症的处理

（1）出血

术中出血利用内镜副注水功能清洗出血点，确定出血点的位置后直接用电刀或电止血钳电凝止血。术后迟发性出血可用止血夹或电止血钳止血。

（2）穿孔

术中穿孔绝大多数病例可通过金属夹完全封闭。确认存在气腹的情况下，应立即进行腹腔穿刺以放出气。穿刺针留置到穿孔部分完全封闭、确认气体完全放出为止。当穿孔较大时，常难以进行内镜治疗而需要紧急手术。

（3）狭窄

胃腔狭窄或变形发生率较低，主要见于贲门、幽门或胃窦部面积较大的 ESD 术后，常见于术后黏膜缺损程度≥3/4 周的患者。内镜下球囊扩张是一种有效的治疗方式。

9.术后标本规范化处理

（1）展平标本

将新鲜标本展平，黏膜面向上，固定在平板（泡沫聚苯乙烯、橡胶板或软木板）上，用标本针固定以充分延展标本，获得与内镜观察一致的肿瘤大小，在标本周围标记该标本在体内的相对位置，例如口侧、肛侧、前壁、后壁等。

（2）固定

将钉好的标本尽量于 30 min 内完全浸没于 10% 中性缓冲福尔马林液中，固定时间 24~72 小时，固定温度为正常室温。

（3）标本拍照及送检

应在改刀前后分别拍照，便于后期进行病理还原，送检病理时应提供信息齐全的申请单。

（4）全面取材与制片染色

首先确定距标本切缘最近的病灶边缘，以此处边缘的切线为基准，垂直于切线方向进行切割，从距病灶最近的切缘的旁侧1 mm开始下刀。食管胃交界部标本宜沿口侧–肛侧的方向取材，以更好的显示肿瘤与食管胃交界的关系。每间隔2~3 mm平行切割组织，将所有组织取材检查。将取材后的组织依次编号，进行脱水，包埋时应注意180°翻转标本的黏膜面，然后制片进行HE染色。如有条件，建议仔细分析病理切片，结合内镜评估图像进行病理还原。如有条件，可结合病变术前内镜下的评估图像，进行完整的病理还原。

10. 术后标本病理评估

规范的组织病理报告应详细包括：肿瘤大体特征、组织学类型、未分化型癌的分布、浸润深度、病变内有无溃疡、有无脉管的浸润和切缘的评估等。

（1）大体观察

依据Paris分型对内镜下病变进行描述和分型，在大体标本拍照时观察和记录标本的大小、形状、颜色和质地。

（2）组织学分型

按早期胃黏膜上皮肿瘤性病变的WHO分型和维也纳分型中组织学类型。标本的病理诊断可分为：无上皮内瘤变、不确定的上皮内瘤变、低级别上皮内瘤变

（LGIN）、高级别瘤变（HGIN，包括：高级别腺瘤/异性增生、原位癌、可疑浸润癌、黏膜内癌）和黏膜下浸润癌。胃癌包括：管状腺癌、黏液腺癌、腺鳞癌、鳞癌、印戒细胞癌、未分化癌等。其中管状腺癌还可进一步分为高分化、中分化、低分化腺癌。对于水平较高的大型医疗中心，可同时根据日本胃癌分类（第3版）进行分类报告。当肿瘤病灶内存在多种组织病理类型时，应记录每种组织病理类型，按病灶内相对表面积由大到小依次记录（如tub1>pap>por）。在日本胃癌分类中，高分化或中分化管状腺癌、乳头状腺癌被归类为分化型癌，而低分化腺癌、印戒细胞癌、黏液腺癌分类为未分化型癌。

（3）标本切缘状态

组织标本的电灼性改变是EMR/ESD标本切缘的标志。切缘干净是指在切除组织的各个水平或垂直电灼缘均未见到肿瘤细胞。切缘阴性，但癌灶距切缘较近，应记录癌灶与切缘最近的距离；水平切缘阳性，应记录阳性切缘的块数；垂直切缘阳性，应记录肿瘤细胞所在的部位（固有层或黏膜下层），必要时可做免疫组织化学染色帮助判断切缘是否有癌灶残留。如果切除边缘有肿瘤组织，阳性 HM 和 VM 分别记录为 pHM1 和 pVM1。如无肿瘤组织，则分别记录为 pHM0 和 pVM0。如果不能评估切除边缘肿瘤组织暴露情况，则分别记录为 pHMX 和 pVMX。

（4）肿瘤侵犯深度

肿瘤侵犯深度的判断是以垂直切缘阴性为前提的，黏膜下层的浸润深度还是判断病变是否完整切除的重要指标之一，侵犯黏膜下层越深则淋巴结转移的可能性越高。胃以 500 μm 为界，不超过为 SM1，超过为 SM2。黏膜下层浸润深度的测量方法，根据肿瘤组织内黏膜肌层的破坏程度不同而不同。若肿瘤组织内尚可见残存的黏膜肌层，则以残存的黏膜肌层下缘为基准，测量至肿瘤浸润前锋的距离。若肿瘤组织内没有任何黏膜肌层，则以肿瘤最表面为基准，测量至肿瘤浸润前锋的距离。

（5）脉管有无侵犯

ESD 标本有无淋巴管、血管（静脉）的侵犯是评判是否需要外科治疗的重要因素之一。肿瘤侵犯越深，越应注意有无侵犯脉管的状况。推荐使用抗淋巴管内皮抗体（D2-40）标记淋巴管、CD31、CD34 标记血管，以协助诊断。淋巴浸润阳性记录为 Ly1，阴性记录为 Ly0，静脉浸润阳性记录为V1，阴性记录为V0。

（6）病变内有无溃疡或溃疡瘢痕

在病变内发现溃疡或溃疡瘢痕，病变被划分为pUL1，而当无溃疡和溃疡瘢痕时被划分为pUL0。

11. 预后评估及随访

内镜下切除可治愈性的评估基于淋巴结转移的局部因素和危险因素，本指南推荐参考日本胃肠内镜学会制定的早期胃癌EMR/ESD指南（第二版，2021年）eCura评价系统。详见CACA指南《癌前病变》。

（四）胃癌的内镜下姑息性治疗

1. 支架植入

自膨式金属支架（self-expandable metal stents，SEMS）是目前最主要的解除胃恶性梗阻的内镜治疗手段，患者缓解梗阻症状后可恢复自主进食，生活质量优于管饲及造瘘治疗。

（1）适应证

a. 无法手术的晚期贲门癌、近端胃癌术后吻合口复发伴明显进食梗阻的患者。

b. 晚期胃窦癌累犯幽门或十二指肠，远端胃癌术后吻合口复发或胃癌淋巴结压迫等，致胃流出道恶性梗阻者。

（2）禁忌证

a.患者一般情况差，不能耐受胃镜下诊疗。

b.明确诊断有腹腔广泛转移、多发性狭窄梗阻，估计1~2根支架无法缓解。

（3）术前准备

常规检查血常规、凝血功能、肝肾功能、电解质及心电图。术前完善胸腹部增强 CT 及泛影葡胺造影评估狭窄程度，术前禁食24 h或胃管引流。术前0.5 h肌肉注射地西泮5 mg镇静。

（4）支架类型

分为覆膜支架（covered SEMS）与非覆膜支架（uncovered SEMS），非覆膜支架壁呈金属网状，常因肿瘤内生长或周围黏膜增生导致支架阻塞，覆膜支架可延长支架置入后的有效时间。然而，覆膜支架减少了肿瘤组织或黏膜组织嵌入，增加了发生支架移位的风险。

（5）手术步骤

胃流出道梗阻安置支架置入方法有经内镜钳道和非钳道2种方式（贲门癌或近端胃癌所致梗阻的支架安置同食道支架）。

a.经内镜钳道：首选方式。使用大孔道内镜进至肿瘤梗阻部位，经活检孔插入黄斑马导丝，使其通过狭窄段并进一步进入空肠，感受导丝进入有无阻力感，在无阻力情况下沿导丝将选择好的金属支架及置入器通过内镜活检孔道置入并通过狭窄段。确认支架位置准确后缓慢释放支架，并随时根据支架释放器上的指引标示调整释放器，使支架置于合适的位置。

b.非钳道方式：内镜进镜至胃腔，观察狭窄部位，如超细胃镜可以通过病变，评估病变长度，直视下置入导丝通过狭窄段，退镜留置导丝。再次进入胃镜，直视下循导丝置入支架输送系统，确认支架释放位置，释放支架，退出输送系统及导丝。因幽门十二指肠梗阻离门齿距离较长，易使支架推送器在胃底及大弯侧盘曲，通过胃时阻力大，故需使用硬质导丝，且可能需重复操作才能成功。

（6）并发症及处理

支架植入术后的相关并发症有：出血、穿孔、支架堵塞、移位和支架展开不全、断裂等。

a.出血：出血分为早期出血和晚期出血。早期出血一般由操作原因引起，晚期出血可由肿瘤坏死或支架刺激引起。出现大出血时可尝试内镜下治疗，如内镜无法处理应及时转外科治疗。晚期胃癌所致出血通常预后极差。

b.穿孔：由于幽门、十二指肠角度较大，消化道管壁经化疗后失去弹性、植入支架时过于暴力等可能导致局部狭窄撕裂或穿孔。可植入覆膜金属支架封堵穿孔部位。

c.支架堵塞和再狭窄：早期主要原因是食物堵塞支架，支架植入术后早期应嘱咐患者以软食为主，忌食黏稠或过硬食物。一旦发生梗阻应及时就诊，内镜下予以疏通。后期主要是肿瘤生长或肉芽组织增生所致，一旦发生可再次植入覆膜支架或狭窄部位球囊扩张。

d.支架移位：幽门十二指肠安置支架首选不覆膜金属支架以避免移位。一旦发生移位应尽早内镜下调整。

2.内镜下营养管植入

鼻胃肠管（nasoenteric feeding tube，NET）技术已普遍应用于临床，置管方法也在不断改进。目前常见的方法包括盲插法、X线下引导、内镜下引导法。相比较于盲插和X线引导等方法，内镜直视法定位更准确、幽门通过效率更高，且避免射线损伤。

（1）适应证及禁忌证

a.适应证

食管胃结合部癌贲门梗阻、胃恶性肿瘤出口梗阻、恶性肿瘤不全梗阻、胃轻瘫、上消化道金属支架术后、气管食管瘘及重症监护等这些严重上消化道疾病的患者。

b.禁忌证

食管静脉曲张、出血、肠梗阻、肠道吸收障碍和急腹症。

（2）术前准备

治疗型胃镜或经鼻超细胃镜，营养管直径3.5–16 F不等、导丝等。

（3）操作步骤

主要有内镜推送法、异物钳置管法、导丝置管法和经胃镜活检孔置管法等。其中以内镜推送法、异物钳置管法最为常用，在内镜直视下利用镜身推送或异物钳夹住营养管，逐渐将营养管植入Treitz韧带以下。若为胃癌所致幽门不全梗阻、十二指肠梗阻或胃切除术后吻合口不全梗阻的患者，多采用导丝置管法和经胃镜活检孔置管法。经胃镜活检孔置管最快、最容易，幽门后置管成功率高，但导管直径比较细，制约了部分肠内营养制剂的选择。经鼻超细胃镜下置管无需进行导管的口鼻交换，经鼻胃镜通过狭窄段后放置导丝，经导丝引导植入NET成功率较高。

（4）并发症及处理

NET主要的并发症包括堵管、管子移位或错位、鼻黏膜损伤、反流性食管炎和反流引起的吸入性肺炎等。安置营养管时尽量将管深入空肠远端。对需要长期肠内营养者建议行胃空肠造瘘。

（五）胃癌超声内镜检查术

超声内镜在胃腔内扫查时，主要应用水囊法、浸泡法以及二者的结合，都可用于线阵和环扫超声内镜。环扫超声内镜下的视野较线阵大，因而操作更简单且高效。水囊法适合于黏膜下病变的快速筛选及胃壁周围结构的扫查。注水法更适合胃壁层次结构的扫查及对特异性病变更仔细、准确地评估。水囊法检查时，要将EUS前端进至胃窦近幽门口，然后往球囊内注水，并持续吸引，排除胃腔内气体。当抽尽胃腔内空气后，尽量保持球囊位于胃腔的中央，然后缓慢退镜。注水法，需要将胃内气体抽尽，然后向胃腔内持续注入200~400 mL液体，为获得清晰胃壁图像，需要注意以下两点：①探头必须垂直于胃壁或特殊的病变；②EUS的前端要位于超声换能器可接收到声能的区域内。使用注水法检查时，为获得清晰的超声图像，需要抑制胃蠕动，并缓慢持续地向胃腔注水以避免产生微气泡（缓慢注水而不是喷射性注水）。

显示标准的 EUS 图像非常重要。在胃部检查时，将镜身旋转至9~12点钟方向可以很容易地观察到肝影像。从这个方位稍稍退镜，可以在6点钟方向观察到胰腺，在12和4点钟方向可以观察到脾和左肾。检查过程中，检查者应同时观察胃壁和胃周围结构情况。如果发现病变或不正常结构，需要对其详细检查，以便获得更清晰的图像。

胃的一个完整的超声内镜的检查，应具有5个标准的部位：

（1）部位1：此时内镜顶端位于胃窦并接近幽门，镜身紧贴大弯而镜面直视小弯，此时超声能显示完整的胃窦壁图像。

（2）部位2：回撤超声内镜并反转镜身直到能显示胃体。

（3）部位3：内镜再回撤至胃窦胃体交界处。

（4）部位4：内镜回撤至胃体中部，此时超声能显示胃体四壁，并能显示前方的肝左叶及右叶以及后方的胰腺体尾。

（5）部位5：是观察胃底的最佳位置，内镜的顶端位于胃的贲门，此时食管壁显示，充满水时，胃底在其一侧，显示得很清楚，胃底的标志是腹主动脉和脾静脉，脾脏位于后方，肝左叶位于前方。

为了更容易扫查某些特殊部位，可以让患者变换体位。右侧卧位可使胃窦显示良好，仰卧位时研究前壁更有利，而俯卧位时对后壁以及胰腺的检查有用。由于在超声内镜上光学部分与超声换头在不同的、平行的平面上，因此除非能在内镜下见到，否则单用超声寻找胃内小病灶有时是很困难的。行超声内镜检查应注意三个技术问题：

（1）盲区：胃窦部、胃角以及小弯近贲门部均难以被水浸泡，故显示困难，即使变换体位有时帮助也不大，这些部位就是相对的盲区。有些内镜能明确显示小的或表浅的病灶，超声内镜却难以显示。

（2）焦距：常用的75 MHz和12 MHz超声的焦距分

别为 10 mm 和 15 mm。体外研究发现胃壁层次显示最好时探头至少距黏膜 30 mm，而这个理想的距离有时很难达到，特别是在上述相对盲区检查时。因此提示我们，在显示病灶时，探头应尽量与病灶保持一定距离。

（3）探头频率：目前用 7.5 MHz 和 12 MHz 的超声检查胃内病变似乎是比较满意的，但加大频率选择范围可提高诊断的价值。一般来说，频率低，穿透力强，适合显示大病灶及病灶周围的情况；而高频探头对表浅的小的病灶显示比较满意。

1.适应证

超声内镜基本上是无创性的，因此可以说所有的胃疾病均能行超声内镜检查。但是有一些胃疾病，通过常规内镜就能解决诊断问题，而超声内镜检查也不能再提供进一步的诊断信息，所以无须进行。另一方面，超声内镜价格昂贵、容易损坏，这就决定了其检查适应证仍只能主要局限在以下情况：

（1）诊断明确的胃癌，进行侵犯深度及周围淋巴结转移情况的判断，进行术前 TNM 分期或者可切除性判断。术前和（或）化疗后复发的诊断以及疗效评估。

（2）可疑胃溃疡的良恶性鉴别。

（3）良性溃疡的分期。

（4）对胃内隆起性病变进行诊断和鉴别诊断。

（5）胃淋巴瘤的诊断和化疗疗效观察。

（6）对其他检查发现胃壁僵硬者，进行病因诊断。

2.禁忌证与并发症

包括咽喉部损伤，食管或梨状窝穿孔，贲门黏膜撕裂，消化道大出血，心脑血管意外以及误吸造成肺部感染等。

3.正常胃声像图

胃壁在组织学上可分为四层：黏膜层（m）、黏膜下层（sm）、固有肌层（pm）和浆膜层（s）。正常呈玫瑰红或橘红色，胃黏膜的表面为一单层柱状上皮，并排列形成胃腺，其下有一薄层平滑肌，称为黏膜肌层，其主要功能是帮助胃腺排泌，而胃腺的表面又黏附着一层黏液，黏膜下层内含疏松结缔组织、血管、淋巴管、神经等；固有肌层由内斜、中环及外纵三层平滑肌组成；浆膜层由疏松结缔组织以及表面被覆的脏腹膜组成，在浆膜层与固有肌层之间常还有一脂肪层，称为浆膜下层。

在腔内超声下，当超声的频率为5~20 MHz时，胃壁可显示出高回声–低回声–高回声–低回声–高回声5个胃壁层次，分别与组织学的对应关系如下：

（1）第一层：高回声代表黏膜界面回声及部分黏膜。

（2）第二层：低回声代表其余的黏膜层。

（3）第三层：高回声代表黏膜下层。

（4）第四层：低回声代表固有肌层。

（5）第五层：高回声代表浆膜层及浆膜下层。

消化道各段的组织结构稍有不同：食管表面黏液较少，而胃表面则较多，因此后者第一层高回声较明显；食管外膜下几乎没有脂肪组织，而胃浆膜下常有较多的脂肪组织。在胃壁各层中，以第三层高回声带最为清晰。一般来说，胃底和胃体部胃壁比胃窦部薄，幽门及贲门部固有肌层最为明显。随着腔内超声的频率提高，分辨力提高，因此胃壁显示层次增加，最多可达9~11层，但大多数情况下仍分为5层。

4.胃癌的超声内镜诊断

（1）早期胃癌的超声内镜诊断

2018年全球新增胃癌病例数超过100万例，死亡人数约78.3万人，使其成为全球第五大最常诊断的癌症和第三大癌症死亡原因。同时，胃癌也是我国常见的恶性肿瘤之一，在恶性肿瘤中发病率和死亡率均居第2位。大部分早期胃癌（early gastric cancer，EGC）患者可在内镜下得以根治，5年生存率可达90%以上，而进展期胃癌随着分期进展5年生存率逐渐下降。因此，胃癌的早期诊断和治疗具有重要意义。内镜技术的发展及超声内镜的应用，为胃癌的早期诊断及术前浸润深度的判断提供了技术支持。多数研究表明小探头EUS、环扫型EUS对于病变浸润深度具有更高的准确性，因此多数研究使用该2种EUS进行早期胃癌浸润深度的评估。

在EUS上，正常胃壁可表现为5个回声层，第一层高回声和第二层低回声的组合为黏膜层，第三层高回声为黏膜下层，第四层低回声为固有肌层，第五层高回声为浆膜层。EUS中肿瘤性病变通常表现为正常胃壁结构消失、完整性中断、低回声区域扩展等。

（2）超声内镜下早期胃癌图像表现

早期胃癌是指肿瘤细胞局限于黏膜层和黏膜下层，不论病灶大小及有无淋巴结转移。根据早期胃癌的浸润深度，可将其分为黏膜内癌（mcarcinoma，MC）和黏膜下癌（smcarcinoma，SMC）。黏膜内癌可再分为M1（病灶仅在上皮内，未突破基底层）、M2（突破基底膜，浸润黏膜）和 M3（浸润黏膜肌层）。黏膜下癌又可分为 SM1（浸润黏膜下层上 1/3）、SM2（浸润黏膜下层中 1/3）及 SM3（浸润黏膜下层下 1/3）。在超声内镜（endoscopic ultrasonography，EUS）下早期胃癌病变图像主要表现为局部低回声不规则病灶，一层或多层结构不规则、模糊、增厚、中断或消失。当胃壁第 1、2 层结构受累，第 3 层完整时，提示早期胃癌 T1a 期，即黏膜内癌；胃壁第 1-3 层不规则受累，第 4 层清晰完整时，提示早期胃癌 T1b 期，即黏膜下癌。国内外报道显示 EUS 判断早期胃癌浸润深度的准确性具有一定差异，但总体准确率在 61.67%~89.86%。影响 EUS 诊断 EGC 浸润深度准确率的因素较多，包括病变位于胃体上 1/3、凹陷型或溃疡型病变、未分化肿瘤、0~Ⅰ型病变、肿瘤>3 cm、超声探头频率及分辨率、操作医师经验等。EUS 融合了内镜和超声的双重诊断功能，能清晰识别胃壁的层次结构，区分出黏膜层和黏膜下层，是目前胃癌局部分期最精确的方法。然而 EUS 对于 M 层或 M/SM1 层浸润的 EGC 判断时易出现分期不足，而 SM 层浸润的 EGC 易出现过度分期。超声内镜判断早期胃癌浸润深度有较高的准确性，有助于作出适当的治疗决策。与常规内镜相比，EUS 对于早期胃癌浸润深度的评估具有较高的准确性、敏感性及特异性。但超声内镜主观性较强，影响因素较多，在判断病变深度时需综合考虑，且联合应用白光内镜及预测模型、放大内镜及窄带成像技术等有助于早期胃癌浸润深度的判断。

a.EUS观察胃壁呈高低高低高的5层构造。

b.UL（-）早期胃癌中，第3层上缘没有观察到变化的诊断为 M-SM1 癌，第3层有明显破坏的诊断为 SM2 癌。

c.UL（+）早期胃癌中，第3层的前端收缩得越来越细，呈现和 UL-Ⅱ Ⅳ期溃疡、溃疡瘢痕类似的 EUS 图像。

d.注意 UL（+）早期胃癌是否伴有胃壁增厚，胃腔内侧有增厚的诊断为 M-SM1 癌，胃内外两侧都有轻度增厚的诊断为 SM2 癌。

e.对于 UL（-）早期胃癌，EUS 诊断效率很高。但要注意的是，对 UL（+）病灶的诊断效率比 UL（-）病灶要低。

（3）术前准备，检查前用药和检查技巧

胃的 EUS 检查中，提高检查精度的重点是如何清除胃液。

我们在检查前和普通内镜一样，给予链蛋白酶处理（口服链蛋白酶2万单位十碳酸氢钠1 g+消泡剂1 mL+水50 mL）。由于EUS检查时间长达15~20分钟，特别是由于专用超声内镜直径较粗，所以最好在镇静下进行检查。其次，重要的是将胃内充分洗净。用无气水100~200 mL洗净胃腔且吸出后，重新在胃内灌入无水。

要根据病灶的大小、部位、形状来决定使用专用超声内镜还是超声微探头。

原则上，不伴有溃疡性改变、较小的、高度低的或凹陷较浅的病灶，使用超声微探头；伴有溃疡性改变的病灶、范围较大的病灶、隆起高度较高或伴有深凹陷的病灶等，选择专用超声内镜。

无气水充满法显然是一般常用的方法，但对于胃体部大弯侧等黏膜皱襞间病变的诊断，病灶硬度的判断，或无气水很难充满的部位，要随时并用气囊压迫法。在部位上，贲门部大弯、幽门前部、近端胃窦部小弯的病灶检查较为困难，此时可以选择使用专用超声内镜的气囊压迫法或超声微探头。

（4）EUS对早期胃癌浸润深度的诊断效能

对于UL（-）病灶的诊断效能，在M-SM1癌中达到80%~100%，SM2癌达到74%~85%，但在Ⅰ型等隆起高度较高的病灶中，常常难以诊断SM浸润。对于UI（+）病灶的诊断效能，M~SM1癌为62%~86%，SM2癌为65%~75%，相比UL（-）病灶要低。其中对于伴有开放性溃疡病灶的诊断很困难。此外还需注意将淋巴滤泡、黏膜下囊肿等和癌浸润进行鉴别。

（5）中晚期胃癌的超声内镜诊断

EUS对于T分期的准确性和敏感性均高于多排螺旋CT，是确定早期胃癌浸润深度的重要方式，但在评估有无淋巴结转移及远处转移方面不如多排螺旋CT。应联合使用EUS及多排螺旋CT检查对早期胃癌术前进行TNM分期评估，从而制定个体化治疗方案。EUS联合多层螺旋CT可以提高胃癌患者术前TNM分期的准确性。内镜超声被认为是胃肠道肿瘤局部分期的最精确方法，常用以区分黏膜层和黏膜下层病灶。内镜超声能发现最大径5 mm以上的淋巴结。淋巴结回声类型、边界及大小作为主要的判断标准，认为转移性淋巴结多为圆形、类圆形低回声结构，其回声常与肿瘤组织相似或更低，边界清晰，内部回声均匀，最大径>1 cm。关于血管与淋巴结的鉴别，可通过移动镜身从不同角度观察，也可通过彩色多普勒功能加以判别。另外，术前内镜超声还可用于预测内镜下切除的安全性（包括操作时间和出血风险）。

a.胃癌浸润深度（T）

胃癌在超声内镜下的典型表现为不均匀低回声或混杂回声肿块影侵犯正常胃壁结构。超声内镜显示肿块影侵犯的最深层即为肿瘤浸润深度（T分期），而肿块影是否侵犯胃壁5层结构中的第4层（固有肌层）为鉴别早期胃癌和进展期胃癌的标准。超声内镜区分早期与进展期胃癌的准确率可达85%以上。操作者技巧和经验对结果有直接影响。肿瘤内部机化溃疡瘢痕形成可能导致分期偏高，而未能观察到肿瘤局限深部浸润将使得分期偏低。

b.区域性淋巴结转移（N）

正常淋巴结直径常小3 mm，在超声影像上不易被发现。超声内镜对良恶性淋巴结的判别特征为：转移性淋巴结常为圆形、类圆形低回声结构，边界清晰，短轴半径≥10 mm，回声强度常与肿瘤组织相似或更低，可均匀或不均匀；而非特异性炎性肿大的淋巴结常呈高回声改变，边界模糊，内部回声均匀。但应用上达标准判断良恶性的准确度常不尽如人意。超声内镜引导下细针穿刺活检（EUS-FNA）有助于提高诊断的正确率。

c.胃癌远处转移（M）

超声内镜可发现胃癌转移至肝脏左叶、胰腺、肠系膜根部淋巴结、纵隔等处的病灶。胃癌肝转移灶表现为单个或多发、均匀、致密的强回声光团，周围伴有低回声晕环，形成"靶环征""牛眼征"，超声内镜下微量腹水表现为胃周小片状液性暗区，通常可于贲门附近探查肝脏左叶结构时探及超声内镜对微量腹水的显示率明显高于腹部B超及CT检查。EUS-FNA也有助于微量腹水的定性诊断。

5.超声内镜介导的胃肠吻合术

超声内镜引导下胃空肠吻合术（EUS-guided gastro-jejunostomy，EUS-CJ）是一种新兴的内镜下胃肠吻合技术，它通过使用辅助器械确定胃腔与空肠距离最近的部位为穿刺点，然后在EUS引导下穿刺目标肠管并植入双腔并置金属支架（lumen-apposing metal stens，LAMS）建立胃肠吻合通路。

（1）适应证

a.各种原因导致的不适合外科手术的胃流出道梗阻患者。

b.各种原因导致的不宜行内镜下肠道金属支架植入的胃流出道梗阻患者。

c.各种原因导致的内镜下肠道金属支架植入失败的胃流出道梗阻患者。

d.拒绝外科手术的胃流出道梗阻患者。

（2）禁忌证

a.存在超声内镜检查及有其他内镜检查禁忌的患者。

b.存在麻醉禁忌的患者。

c.有凝血功能障碍的患者。

d.已知或怀疑消化道穿孔的患者。

e.有腹腔感染的患者。

f.有大量腹腔积液的患者。

g.胃腔内拟穿刺部位有静脉曲张及溃疡的患者。

h.恶性瘤侵犯胃体或十二指肠水平段及空肠近段的患者。

（3）术前准备

器械准备

a.超声内镜：各种型号的线性阵列超声内镜，提供至少3.7 mm活检管道，允许常用的附件通过。

b.穿刺针：一般选用19G穿刺针，允许0.025 in/0.035 in的导丝通过。

c.导丝：理想的导丝应具有高选择性、足够的硬度和最小的扭曲等特点。

d.双气囊小肠管：可于两气囊之间的肠腔内注入生理盐水排出肠腔内空气，使目标肠腔扩张，适于定位穿刺。

e.囊肿切开刀：6 F或10 Fr囊肿切开刀，辅助建立窦道。

f.吻合器械：LAMS支架。

（4）患者准备

a.术前应向患者及家属详细告知此项操作的目的、方法、安全性及可能的风险及并发症，并签署知情同意书。

b.术前禁食、禁水6 h以上，对梗阻症状明显患者术前尽量行内镜检查以明确食物潴留情况，必要时留置胃管负压引流，以确保胃腔内无食物残留。

c.术前应采用气管插管静脉麻醉。

d.术中患者取仰卧位，以利于X线观察。

（5）操作方法

a.经鼻胃镜下将双气囊小肠管置入空肠上段。

b.在双气囊内分别注入少量稀释的对比剂，使双气囊轻度扩张，在X线监视下调整双气囊位置，使双气囊位于距离胃壁最近的肠段。

c.在双气囊内继续注入稀释的对比剂，使双气囊充分扩张并锁定目标肠腔，然后经注水孔道在双气囊之间的肠腔内注入生理盐水。

d.将超声内镜进入胃腔，在X线监视下紧贴胃壁扫查目标肠腔，判断目标肠腔充盈程度及穿刺距离，选择最佳穿刺位点，必要时在目标肠腔内补充注入生理盐水。

e.在X线监视及超声内镜引导下以19 G穿刺针穿刺目标肠腔，置入导丝并在肠腔内盘绕2~3圈，以防导丝滑脱。

f.在X线监视及内镜直视下循导丝以囊肿切开刀建立胃肠壁窦道。

g.在 X 线监视下循导丝置入 LAMS 支架，先释放支架远侧端，当看到肠腔内蕈伞打开后随即牵拉支架输送器，使肠壁贴近胃壁后再缓慢释放支架近端。X 线显示双蕈伞完全打开、支架位置准确，且内镜下经支架见小肠黏膜后提示支架释放成功。

（6）注意事项及术后处理

注意事项

a.双气囊小肠管是辅助定位的重要手段，为确保小肠管进入空肠的深度，可将小肠管置入肠腔穿刺前单独前行，待小肠管进入一定深度后再行 EUS-GJ。

b.术中及术后难免有少量胃肠液渗漏，术后可保留双气囊小肠管并接负压引流。以减少术区渗漏，术后根据患者情况择期拔除小肠管。

（7）术后处理

a.术后应密切观察患者有无腹痛、发热、呕血、黑便等症状，监测各项生命体征，可予以抑酸感染治疗，必要予以生长抑素减少肠液分泌。

b.术后应复查血常规、CT，以评估术区炎症情况。

c.术后应内镜检查支架在位、扩张及通畅情况。

（8）并发症

EUS-GJ的并发症主要包括腹膜炎、支架移位、支架堵塞、出血等，总体的并发症发生率在10%左右，以支架移位最为常见。术中支架进入腹腔是严重的并发症，往往需要外科处理，但也可尝试NOTES技术进行补救。对于术后并发腹膜炎或延迟出血，主要以内科治疗为主，必要时外科手术。术后也可出现支架堵塞的情况，大多可在内镜下进行疏通处理。

（9）临床评价

EUS-GJ的操作方法较多，有直接法、器械辅助法。双球装封堵是较为成熟的一种器械辅助方法。EUS-GJ总体技术成功率约为92%，临床有效率约为85%。EUS-GJ与外科胃肠吻合术具有相当的技术成功率和疗效，但创伤更小、患者恢复更快。与十二指肠金属支架术相比，EUS-GJ在症状复发率和再干预率上具有明显优势。EUS-GJ是一项具有较高安全性与成功率的微创介入治疗，随着超声内镜器械及技术的发展，EUS-GJ操作会更加规范与简化，将成为临床胃流出道恶性梗阻非外科手术的有效替代手段。

四、结肠内镜诊疗术

(一) 适应证

(1) 原因不明腹部不适、腹泻、腹痛、便血、黑便、大便潜血阳性、大便习惯改变、腹部包块、消瘦、贫血，疑有结肠、直肠、末段回肠病变者。

(2) 长期便秘、长服口服泻剂治疗、排便困难者。

(3) CT或其他检查发现有肠腔狭窄、溃疡、息肉、癌肿、憩室等病变，需取活检明确病变性质者。

(4) 转移性腺癌，寻找原发病灶者。

(5) 溃疡性结肠炎、克罗恩等病的诊断与随访。

(6) 结直肠癌及结直肠息肉术后复查等。

(7) 需要进行止血、息肉摘除等治疗。

(8) 结直肠癌高危人群普查。

(9) 健康管理人群的结直肠检查。

(二) 禁忌证

(1) 肛门、直肠严重狭窄、肛周脓肿、肛裂。

(2) 急性重度结肠炎，重度放射性肠炎。

(3) 腹腔内广泛粘连者。

(4) 癌症晚期伴有腹腔内广泛转移者。

(5) 急性弥漫性腹膜炎。

（6）严重腹水、妊娠妇女。

（7）严重心肺功能衰竭、严重高血压、脑血管病病变、精神异常及昏迷患者。

（三）检查前准备

（1）患者告知、宣教及签署知情同意书。

（2）饮食限制：术前采用低渣饮食/低纤维饮食，饮食限制一般不超过24 h，亦可采用术前1天清流质饮食。

（3）常用肠道清洁剂：①聚乙二醇（polyethylene glycol，PEG）电解质散；②硫酸镁；③磷酸钠；④匹可硫酸钠；⑤甘露醇；⑥中草药制剂。

（4）祛泡剂使用：肠道准备过程中常规应用祛泡剂；西甲硅油、二甲硅油。

（5）特殊患者肠道准备：①有肠道准备不充分危险因素者；②肠道准备不充分的评估及补救措施；③患或疑似炎性肠者；④活动性下消化道出血者；⑤高龄患者、儿童及青少年、妊娠期患者。

（四）检查方法及注意事项

1.镜检方法

（1）国内多采用单人操作法。

（2）患者体位：嘱病人穿上带孔洞的检查裤。取左侧卧位，双腿弯曲。

（3）术者先做直肠指检，了解有无肿瘤、狭窄、痔疮、肛裂等。

（4）遵照循腔进镜原则，适量注气，钩拉法取直镜身，避免结袢，变换体位。

（5）助手防袢：助手以适当的手法按压腹部，减少结袢。

（6）退镜、拍照。

2.镜检质控

合格的肠道准备比例应≥90%；盲肠插镜率≥95%；退镜时间≥6 min；腺瘤检出率（adenoma detection rate，ADR）；阳性结肠镜平均腺瘤数（adenomas per positive index colonoscopy，APPC）。

3.注意事项

及时图像记录；监护、用药的记录；严格操作规程。

4.内镜术后的处置

饮食要点、药物的使用、日常活动的恢复等，告知与内镜操作相关的潜在的迟发性并发症。

五、结直肠癌内镜诊疗术

（一）结直肠腺瘤内镜诊断

结肠镜检可直接观察结直肠腔内壁，是发现结直肠腺瘤最灵敏、最有效手段，但仍有一定漏诊率。我国结肠镜检质量存在很大差异，结肠镜检对腺瘤检出率受多方面因素影响，主要包括肠道清洁程度、术者操作技术及病变识别能力、退镜时间等因素。为提高结直肠腺瘤检出率，避免漏诊，首先，应保证合格肠道准备质量比例≥90%。其次，盲肠插镜率应≥95%。平均退镜时间（除外活检和息肉切除时间）至少6 min。腺瘤检出率（ADR）是目前最重要结肠镜质控指标，腺瘤检出率每增加1%，结肠间期癌发生率下降3%，致命性间期癌风险降低5%。根据我国国情，建议平均风险人群腺瘤检出率目标值应≥15%，其中男性≥20%，女性≥10%。应不断提高个人腺瘤检出率，从而最大程度减少结直肠腺瘤漏诊和间期癌发生。此外，国内外多项临床试验和观察证明人工智能辅助识别技术有助提高结直肠腺瘤检出率，尤其适用于基层单位及操作经验不足者。

（二）早期结直肠癌内镜诊断

早期结直肠癌指浸润深度局限于黏膜及黏膜下层任

意大小的结直肠上皮性肿瘤，无论有无淋巴结转移，内镜下活检及组织病理学检查是诊断早期结直肠癌金标准。早期结直肠癌内镜分型采用巴黎分型，可分为0-Ⅰ型（隆起型）、0-Ⅱ型（平坦型）和0-Ⅲ型（凹陷型）。0-Ⅰ型根据病变形态，在内镜下可分为0-Ⅰp型（带蒂型）、0-Ⅰsp型（亚蒂型）和0-Ⅰs型（无蒂型）；0-Ⅱ型可进一步细分为0-Ⅱa（浅表隆起型）、0-Ⅱb（完全平坦型）和0-Ⅱc（浅表凹陷型）3个亚型，采用巴黎分型可初步评估早期CRC及癌前病变浸润深度及内镜下可切除性。

近年染色内镜技术迅速发展，为内镜下实时判断结肠病变病理性质提供了重要参考。染色内镜包括化学染色内镜和电子染色内镜（NBI、FICE、I-SCAN、LCI和BLI等图像增强技术）。应用图像增强技术可对黏膜表面毛细血管及腺管开口等细微结构进行观察，对判断病变病理性质和浸润深度有重要价值。因此，建议结合电子染色内镜和放大内镜对发现可疑早期结直肠癌病变做进一步观察。

放大内镜与结直肠黏膜分型对表面微细结构腺管开口进行分型即Pit pattern分型，也称工藤分型，通过观察 Pit pattern 分型与病理组织学对比，证实其有明显相关性，是在活体内进行病变性质诊断较好方法，还可大体判断肿瘤浸润深度。

电子染色内镜结合放大内镜的 JNET 分型，根据病变的血管结构和表面结构分为 4 型。1 型：血管不可见，表面结构为黑色或白色的点，提示增生性息肉及无蒂锯齿状息肉；2A 型：血管结构规则，表面结构规则，提示低级别上皮内瘤变（LGIN）；2B 型：血管结构不规则，表面结构不规则或是模糊不清，提示高级别上皮内瘤变（HGIN）及黏膜下浅层浸润癌（SM-s 癌）；3 型：泛血管区域或粗大血管中断，表面结构无定形，提示黏膜下深层浸润癌（SM-d 癌）。放大内镜下的 JNET 分型在鉴别结直肠病变肿瘤性与非肿瘤性方面具有较可靠的诊断价值。

（三）早期结直肠癌的内镜下治疗

常用内镜切除技术主要包括常规内镜下息肉切除术，包括：冷切除(CSP)和热切除（HSP），内镜下黏膜切除术（EMR），内镜黏膜下剥离术（ESD）等。内镜下切除方式可根据病变大小、形态和性质选择适当切除方式。对早期结直肠癌，ESD 的整块切除率和完全切除率更高，因此建议早期结直肠癌的内镜下切除应首选ESD。详见食管癌胃癌内镜治疗章节。因CSP对小息肉具有同HSP相近的完整切除率和更低的不良事件发生率，普遍认为CSP是对10mm以下的良性无蒂息肉的治疗首选，但值得注意的是，在CSP的切除深度方面，由于切割深度较浅，CSP并不适合在高级别上皮内瘤变和黏膜下浸润性癌中进行应用，因此在行CSP前有必要通过放大内镜明确病变性质之后，对良性病灶采取冷圈套器切除，难以切除的病变可调整为热圈套器切除。该种方式在确保治疗安全有效的同时，可进一步提高诊疗效率。但无论采用以上哪种方式，术前病变的放大内镜诊断与术后切缘评估均必不可少。

对完整切除病变，术后必须进行规范病理评估，若同时满足以下5个条件，可认为达到根治性切除：

（1）垂直切缘阴性。

（2）病理为中分化或高分化腺癌。

（3）黏膜下浸润深度<1000 μm。

（4）无淋巴血管侵犯。

（5）肿瘤出芽1级（低级别）。

早期结直肠癌内镜治愈性切除后仍建议在第6、12

个月分别接受结肠镜复查及影像学等相关检查，随访时应注意避免漏诊病变。若以上5个条件中只要有1条不满足，则需综合考虑转移风险及患者具体情况（年龄、基础疾病、身体条件、个人意愿及外科术后的生活质量等）后确认是否追加外科手术。

六、胶囊内镜技术

胶囊内镜是21世纪消化内镜里程碑式的革新，使小肠不再是内镜检查的"盲区"，应用最早的胶囊内镜类型为小肠胶囊内镜，目前已成为小肠疾病的一线检查手段，在小肠疾病的诊断、疗效评估、病变部位的判断等方面发挥了重要作用。

（一）适应证

（1）疑似小肠道出血。

（2）不明原因缺铁性贫血。

（3）疑似克罗恩病及克罗恩病的病情监测。

（4）疑似小肠肿瘤。

（5）遗传性息肉病综合征的检查和监测。

（6）乳糜泻的辅助诊断。

（7）药物相关性小肠黏膜损害的内镜评估和监测等。

此外，磁控胶囊胃镜近十年在我国发展迅速，与传统胃镜检出胃部疾病的一致率较高，且人群耐受性更好，可作为上消化道检查一种新手段，有望在上消化道肿瘤筛查中发挥重要作用。磁控胶囊胃镜检查主要适应证包括：

（1）不愿接受或不能耐受传统胃镜或存在传统胃镜检查高风险。

（2）健康管理人群的胃部检查。

（3）胃部肿瘤的初步筛查。

（4）胃溃疡、胃息肉、胃底静脉曲张、糜烂性或萎缩性胃炎等病变的检查和随访。

（5）药物相关性胃肠黏膜损伤的评估和监测等。

（二）绝对禁忌证

无手术条件或拒绝接受任何腹部手术，包括内镜手术（一旦胶囊滞留将无法通过手术取出）。

（三）相对禁忌证

（1）已知或怀疑胃肠道梗阻、狭窄及瘘管。

（2）吞咽障碍者。

（3）妊娠期。

（4）磁控胶囊胃镜在以上禁忌证基础上还包括MRI

的禁忌证，如体内有心脏起搏器、电子耳蜗、药物灌注泵、神经刺激器等电子装置或磁性金属物，但除外MRI兼容型产品。

（四）胶囊内镜检查并发症

主要为胶囊滞留、误吸入气道等。胶囊内镜检查后，应明确胶囊是否排出体外，腹部X线检查是确定胶囊内镜是否滞留体内的主要方法，如需取出滞留小肠的胶囊，可考虑使用器械辅助式小肠镜及外科手术。

（五）胶囊内镜的检查前准备

检查前，建议进行充分肠道准备，包括低渣饮食/低纤维饮食等适当饮食限制，肠道清肠剂和祛泡剂使用，可采用2 L聚乙二醇方案并常规应用祛泡剂进行肠道准备，避免肠道内容物及气泡对检查的影响。磁控胶囊胃镜检查前的胃部准备要求胃腔充分充盈，且无多余黏液和气泡，建议常规使用清水和消泡剂进行胃部准备，同时加用蛋白酶类制剂。此外，检查前应签署知情同意书，告知患者可能存在的风险，包括检查不完全或失败，以及胶囊滞留等风险。

（六）操作方法及注意事项

小肠胶囊内镜检查过程中建议使用实时监测设备观

察胶囊在体内的位置和状态，尤其是胃排空延迟和既往有胶囊胃内滞留史的患者，必要时恰当的干预方式，如药物干预或使用传统胃镜将胶囊置入十二指肠。建议吞服胶囊 2 h 后可饮清水，4 h 后可进食少许清淡固体食物。

磁控胶囊胃镜检查过程中，建议结合多种体位改变提高胃黏膜的完整观察率，如左侧卧位、仰卧位、右侧卧位、胸膝位、坐立位；检查中按照近端胃→胃体→远端胃的顺序完成两次以上的胃部标志性解剖部位（胃底、贲门、胃体前壁、胃体后壁、胃体大弯、胃体小弯、胃角、胃窦、幽门）的检查，对发现的病灶需进行远景、近景及多角度的重点观察。

为了预防胶囊内镜检查并发症的发生，在胶囊内镜检查前，必须充分完善患者的病史采集，如既往基础疾病史、腹部手术史和梗阻症状等，对已知或怀疑小肠狭窄的患者，必要时先行影像学检查以降低胶囊内镜滞留的风险。小肠胶囊内镜检查后，应明确胶囊是否排出体外，如胶囊内镜检查 2 周后未见排出，建议行腹部 X 线检查以确认胶囊是否仍在体内。

七、胶囊内镜在小肠肿瘤诊断中的应用

小肠肿瘤是相对少见的消化道肿瘤，小肠恶性肿瘤的发病率为（0.3~2.0）/10万，其病因尚不明确，发病的高危因素包括：

（1）生活习惯，如高脂肪、高蛋白、低纤维素饮食，长期大量吸烟饮酒。

（2）体质量指数（BMI）增高可以促进小肠恶性肿瘤的发生与发展。

（3）职业因素：如码头工人、电焊工人、洗衣工人及家庭妇女等。此外，小肠恶性肿瘤常见的癌前病变主要有家族性腺瘤性息肉病、Peutz-Jeghers综合征、遗传性非息肉性结直肠癌、克罗恩病、乳糜泻、消化性溃疡和囊性纤维化等。

小肠肿瘤早期无特征性临床表现，且病理类型复杂（包括间质瘤、神经内分泌肿瘤、淋巴瘤和腺癌等），致使其早期诊断难度较大，大多数小肠肿瘤是在探查潜在小肠出血等疾病的病因时被发现。多项研究显示，小肠胶囊内镜对潜在小肠出血和小肠肿瘤合并潜在小肠出血患者的诊断效能与双气囊小肠镜一致，因胶囊内镜具有无痛无创、非侵入的优势，建议选择作为潜在小肠出血

患者和小肠肿瘤高危人群常规筛查小肠肿瘤的手段，但存在胶囊内镜滞留的风险和无法获取病理组织的不足。在胶囊内镜检查中明显倾向诊断为小肠肿瘤，建议行CT等影像学检查，进一步明确诊断及是否存在转移，即使没有明确的组织学检查，也有手术治疗指征。当胶囊内镜检查中出现性质不明确的小肠病变时，需要进一步进行器械辅助式小肠镜检查或影像学检查等手段明确诊断。

遗传性息肉病综合征是小肠恶性肿瘤的癌前病变，家族性腺瘤性息肉病（familial adenomatous polyposis，FAP）和Peutz-Jeghers综合征（Peutz-Jeghers syndrome，PJS）是遗传性息肉病综合征中较为常见的类型，癌变风险较高。FAP病变容易恶变为结肠癌，因此FAP患者应根据疾病进展情况每隔1~3年进行肠镜监测。然而，超过75%的FAP和PJS患者会有小肠息肉，同样有癌变风险。对于需要进行小肠检查与监测的遗传性息肉病综合征患者，在排除肠道梗阻等禁忌证的情况下，胶囊内镜可以作为小肠息肉初筛方法或监测手段，可以用于评估小肠息肉的分布情况，但不具备组织活检功能。多项研究显示，胶囊内镜与器械辅助式小肠镜对观察小肠息肉的诊断效能相近。

（一）磁控胶囊胃镜在胃癌筛查中的应用

我国是胃癌高发国家，世界卫生组织（WHO）数据显示，2020年我国胃癌新发病例47.9万例，死亡病例37.4万例，分别占全球胃癌新发和死亡病例的44.0%和48.6%，胃癌防治一直是我国恶性肿瘤防控面临的重大挑战。近年来，我国胃癌5年相对生存率有所升高，但总体依然较低，胃癌患者的生存时间与其临床诊断发现的早晚密切相关，开展胃癌筛查可显著提高胃癌早期病变检出率，改善患者预后，大幅提高患者生存率。虽然电子胃镜检查凭借能够直接取得病理活检而成为检测胃癌的金标准，但电子胃镜检查需要消耗大量的内镜医师资源，且为侵入性检查，依从性相对较低，即使对于日本等发达国家而言，也尚未采用内镜进行大规模的胃癌筛查。

目前，磁控胶囊胃镜在我国应用日益广泛，其检查具有安全、舒适、便捷、诊断准确度高的优点。一项纳入9项原始研究262例胃癌患者的Meta分析显示，磁控胶囊内镜精确度是普通白光内镜的97.18%，患者的可接受度远高于传统电子胃镜（96.70%比1.10%）；另外一项国内大样本的研究报道，针对无症状体检人群磁控胶囊胃镜的胃癌检出率达0.22%，而对50岁以上人群检出率可达0.74%，且接受度较高。磁控胶囊胃镜为我国胃癌的筛查提供了一种无痛苦、无交叉感染、接受度高的新方法，有助于发现胃癌前病变或状态，可应用于无症状（体格检查）人群胃癌等胃部疾病筛查，但磁控胶囊胃镜也存在检查费用较贵和无法组织活检等不足，在我国多部指南推荐中是一种可供选择的胃癌筛查手段。

（二）胶囊内镜的局限性

胶囊内镜作为新一代消化内镜检查方法，在具有无创舒适等优势的同时，也存在以下局限：解剖定位不准确，遗漏病灶，阅片工作量巨大，无法对组织进行内镜活检，无法进行内镜下治疗，完成全结直肠检查较为困难，检查费用较传统胃肠镜高等。

随着人工智能和光电控制等技术的快速发展，胶囊胃镜将不断向智能化、集成化、精准化与普及化发展，其对消化道的观察完整度与诊断效能将进一步提升，人工智能阅片与自动巡航、远程医疗、检查场景进一步突破，如在家庭中即可便捷完成胃部内窥镜影像智能自检，同时其检查成本将不断降低，为消化道肿瘤的早诊防控提供新的解决方案。

八、十二指肠肿瘤内镜诊疗技术

详见本指南前述食管、胃及结直肠肿瘤的内镜诊疗技术。

九、胰胆系肿瘤内镜诊疗术

（一）十二指肠镜与ERCP技术

十二指肠镜传统上主要应用于逆行胰胆管造影技术（ERCP），在缓解胰胆系肿瘤引起的梗阻性黄疸等方面，ERCP已经作为临床重要治疗手段，其疗效、安全性得到广泛认可，同时ERCP技术在恶性胆管狭窄诊断价值近年亦受到越来越多重视，此外十二指肠镜下乳头部早期肿瘤切除也逐渐成为目前临床首选的十二指肠乳头腺瘤治疗方式。

（二）胰胆系肿瘤超声内镜诊疗术

超声内镜（EUS）目前是发现胰胆系统肿瘤最敏感的成像方法，超声内镜引导下细针穿刺活检（EUS-FNA）可将获取的病变组织送检细胞学、病理学以及分子生物学相关检测，为胰胆系统占位性病变定性诊断及后续治疗提供重要依据。近年发展的超声内镜引导下穿刺引流技术（EUS-BD），整合超声内镜与ERCP技术操作于一起，为胰胆系肿瘤临床治疗提供了新方法。

（三）壶腹部肿瘤的内镜下诊疗

壶腹部周围指 Vater 壶腹周围 2 cm 以内的区域，其结构包括胰腺头部、钩突部、胰管末端、壶腹部、十二指肠乳头及胆总管末端。内镜应用于壶腹部周围的治疗主要包括几个方面，一是十二指肠乳头早期肿瘤的内镜下切除，其次是壶腹周围肿瘤的超声内镜下诊断以及 ERCP 下支架植入缓解胆道梗阻。

1.十二指肠乳头部早期肿瘤内镜切除术

（1）绝对适应证

a.腺瘤<4 cm，<1/3 周径。

b.内镜下呈良性表现（苍白叶状，柔软、边缘分明），无溃疡，边界清晰。

c.有活动性，无相关恶性特征（基底牢固、硬结、溃疡，质脆和自发性出血）。

d.病理提示腺瘤，非浸润性癌变。

e.胰胆管内浸润<1 cm。

（2）扩大适应证

a.十二指肠乳头部原位癌（未浸润肌层、未浸润胆管或胰管）可纳入 EP 治疗指征。

b.直径<2 cm的T1a期（肿瘤局限于黏膜层）十二指肠乳头腺瘤在没有血、淋巴管浸润及淋巴结转移情况下可行EP治疗。

c.浸润导管的T1a期乳头肿瘤是否可作为EP的扩大适应证，此仍需进一步探讨。

（3）禁忌证

a.乳头活检明确提示浸润性癌变患者。

b.胰胆管内浸润>2 cm，伴有明显的胰管扩张者。

c.影像学检查显示有转移征象的患者。

2.操作方法及流程

（1）器械设备

a.电子十二指肠镜。

b.内镜主机系统。

c.注射针。

d.圈套器。

e.内镜下应用止血夹。

f.塑料胰胆管支架。

g.导丝及相关胰胆管插管器械。

（2）术前准备

a.切除前均行实验室相关检查，包括血常规、血型、生化、凝血功能、感染筛查和心电图检查，影像学检查包括腹部增强 CT 等，术前行超声内镜检查判断病变无明显病变浸润胰管和胆管，病变局限于十二指肠黏膜层和黏膜下层，除外术前已存在的周围淋巴结转移，可行内镜下切除者，方进行十二指肠乳头部肿瘤切除。

b.术前常规口服利多卡因胶浆、去泡剂、去黏液剂，清醒镇静下进行十二指肠乳头部肿瘤切除操作，术前 10 分钟，予以杜冷丁 50 mg，地西泮 5 mg 入壶，有条件者可在麻醉监护下应用深度镇静类药物，如丙泊芬等，必要时可给予 654-2 入壶抑制消化道蠕动，以利于切除操作进行。

c.内镜下切除步骤：①患者取左侧卧位，清醒镇静起效后，经口插入十二指肠镜至十二指肠乳头部，观察肿瘤大小、质地及活动性，尤其注意肿瘤基底情况，必要时应用活检钳拨动肿瘤基底查看；②切除遵循原则：尽量完整切除病变，直径≤2.0 cm 的腺瘤可进行一次性整块切除，无需进行黏膜下注射；肿瘤较大者术前需详细设计切除计划，对于直径>2.0 cm 的病灶可将生理盐水或其他溶液应用 25 G 注射针黏膜下注入 1：500000 肾上腺素+靛胭脂溶液，使病变的黏膜下层抬高与固有肌层分离，亦可于肿瘤边缘外设计预切开，以利于圈套器圈套整块病变。若病变较大无法整块切除时可考虑分块切除，必要时可联合行热消融术来破坏残留的腺瘤组织；③切除电刀参数设置，切除强力电凝28 W配合EN-DOCUT 80 W，止血柔和电凝80 W；④应用热活检钳处理创面，观察10分钟后创面无渗血和活动性出血后退镜，对于评估出血风险较大者，可于术后6小时后再次进镜观察创面，对于可疑出血部位进行电活检钳止血处理；⑤使用导丝超选胆管和/或胰管；预防植入性的胰管和/或胆管支架；然后用金属夹封闭创面；⑥内镜下十二指肠乳头部肿瘤切除患者必要时可留置胃管和空肠营养管，密切观察腹部体征和胃管引流情况；⑦术后严格卧床、经口禁食水3天，术后第2天起予以空肠营养管注入肠内营养500 mL/天，同时予以止血、抑酸、生长抑素等对症治疗；⑧切除完成后需将标本进行最后展平固定处理，有条件者最好标识胆管开口及胰管开口方位，送病理科检测。

3.注意事项

（1）十二指肠乳头部早期肿瘤的内镜下切除前常规的多学科会诊对于患者适应证的选择，提高治疗效果有着较好的益处，建议常规开展。

（2）目前多数内镜专家更推荐 EP 术中十二指肠乳头整块切除，可完整地切除病变，从而对标本及切缘进行精确的组织病理学评估，但需要注意一点即术前活检病理结果与切除术后病理并不完全吻合，存在术前低估的可能性。

（3）切除过程中圈套器较大方向多由病变口侧向肛侧圈套，为方便圈套器的固定可先用电刀在距肿瘤边缘约 0.5 cm 处做个小切口，然后将圈套器的尖端置入切口中并固定，随后缓慢释放以圆形完全套住腺瘤后收紧圈套器，再电凝切除整块病灶，提高肿瘤整体切除率并降低出血率。

（4）切除术后应仔细观察手术切除创面，有可疑病变残留者，建议行创面局部可疑残留部位活检，以准确判断病灶切除完整性。

（5）十二指肠乳头切除术后创面封闭对于预防术后出血及穿孔有着较好的作用，建议尽量完成创面封闭过程，这个过程涉及胰胆管插管以及止血夹的应用，技术要求比较高，操作难度较大，建议在 ERCP 经验技术丰富的中心进行。

（6）胰胆管支架植入要求，创面封闭前必须行胰胆管插管与支架植入，建议优先选择胰管插管，以重点预防胰腺炎的发生，最好行胰胆管支架同时植入后再行创面封闭。胆管支架植入后有可能会引起术后肠液胆道反流造成感染，因此胆管支架植入并非必需，胆管支架植入后需术后患者早期下地活动，避免长时间平卧位以预防肠液反流。

（7）乳头部腺瘤的完整切除通常定义为在术后3~6个月的随访中内镜下所见及病理活检均未见异常，对于腺瘤完整切除的患者，建议术后3个月、6个月均进行内镜随访，若无复发，1年以后每年随访1次，时间至少2年。有复发患者原则上如果进展至腺癌级别则需行外科手术治疗，腺瘤复发可考虑联合射频消融治疗等技术进行病灶的进一步处理。

4.十二指肠乳头部早期肿瘤的内镜下切除技术并发症的处理

十二指肠乳头早期肿瘤切除术后相关并发症的总体发病率约为21.8%（8%~58%），出血率（11.6%~25%），胰腺炎（5%~25%），穿孔（0~8%）。

（1）出血

多数出血情况可通过止血夹、热凝固或注射肾上腺素及纤维蛋白胶等保守治疗和内镜下止血来控制，内镜下止血失败的患者可进一步考虑血管造影栓塞术。

（2）胰腺炎

十二指肠乳头早期肿瘤切除术后胰腺炎以轻症居多，给予对症处理多能好转。术后需常规置入胰管支架，能够通畅引流从而预防急性胰腺炎的发生，但亦需注意术后预防性置入支架有发生堵塞的可能，从而引起一系列炎症反应，因此治疗后胰管支架不宜长期留置，建议1~3个月后创面恢复即可拔除胰管支架，同时术后常规应用内科保守对症治疗是必不可少的。

（3）穿孔

通常采用的治疗方法有禁食、抑酸、抗感染、营养支持、胃肠减压及空肠营养管植入等联合治疗。穿孔的治疗在于早期发现，早期进行胃肠减压。穿孔后在禁食禁水的基础上，早期进行腹腔穿刺对于控制腹腔感染有至关重要的作用。其次判断创面是否愈合，尽快开始肠内营养，有利于患者的术后恢复。

（四）胰胆管恶性狭窄的ERCP诊疗

经内镜逆行胰胆管造影术（ERCP），是临床处理胰胆系统肿瘤性疾病的重要手段。随着ERCP技术及器械的发展，操作医生已能够在透视的监视下甚至是内镜直视下取到胆管及胰管内的组织或细胞进行病理诊断，以明确是否有肿瘤性的疾病存在。ERCP下胆管内的超声小探头检查可以明确病变的范围，而新近发展细径内镜系统可以借助导丝引导直接伸入胰胆管内进行检查。此外，ERCP技术更注重应用于治疗而非简单的诊断性检查，如胆管支架的应用解除梗阻性黄疸，胰胆管内肿瘤的射频消融治疗等。

1.胰胆管恶性肿瘤的ERCP诊断

（1）ERCP下的胰胆管内活检及刷检诊断

a.适应证

1）胆胰管良恶性狭窄的诊断与鉴别诊断。

2）各种胆胰管恶性肿瘤导致的梗阻性黄疸减黄治疗。

3）胰胆管恶性肿瘤姑息性治疗，如射频消融等。

b.禁忌证

1）患者检查不配合或没有能力签署知情同意者。

2）患者存在严重并发症，血流动力学不稳定，心肺功能不全导致镇静药物应用有危险者。

3）消化道管腔结构变异、术后重建或消化道梗阻，内镜无法达到十二指肠乳头部位者。

4）凝血功能障碍或长期服用抗血小板药者，应当纠正凝血功能，并停用抗血小板药物7天后再行ERCP操作。

2.操作方法及步骤

（1）术前准备

器械准备：①放射线成像设备，X线机或胃肠造影机，配备有透视，曝光以及图像存储功能；②内镜设备：十二指肠镜配备有图像存储系统；③内镜下应用电外科工作系统；④各种乳头切开刀、插管用导管、导丝、细胞学刷检、鼻胆引流管及各种支架。

术前用药：①患者术前6小时禁食、禁水；②开静脉通路；③术前15分钟给予止痛剂（杜冷丁50 mg），术前5分钟给予镇静剂（安定100 mg），解痉剂（山莨菪碱10 mg）。

（2）操作过程及要点

a.十二指肠镜操作

十二指肠镜是侧视内镜，视角不同于常规的前视内镜以及斜视内镜。操作者需有较丰富的胃镜操作经验，方能熟练操作十二指肠镜。循腔时镜过十二指肠球部后拉直镜身，镜下寻找十二指肠乳头。找到十二指肠乳头后，透视下观察十二指肠镜位置，呈典型倒"7"字形。

首先观察十二指肠乳头部是否有糜烂、肿物、不正常溢液如黏液栓等肿瘤病变表现。再次观察乳头及胆管走行，行十二指肠乳头插管。

依据乳头的不同类型及胆管开口的位置，采用不同的方法进行胆管插管，主要有导丝辅助直接插管，双导丝辅助插管、预切开后插管等。

导丝与导管插管至胆管成功后，回抽胆汁，观察胆汁性状并留存胆汁送检细胞学。造影检查胆胰管狭窄部位，必要时行胰胆管内超声小探头检查（Intraductal Ul-trasonography，IDUS），以及胆管子镜检查。

b.胰胆管造影观察

造影剂亦选用非离子型造影剂，必要时造影剂可进行1：2稀释，降低造影剂浓度可以在一定程度上避免掩盖胆管内病变，同时也能降低造影剂引起的肝内损伤，怀疑恶性胰胆狭窄者行造影剂造影前尽量抽取出10 mL左右胆汁进行造影剂–胆汁交换，以降低感染的风险。

对于较高位的胆道梗阻，如肝门部胆管癌引起的狭窄，必要时可采用二氧化碳气体造影观察，以避免造影剂进入小的胆管分支引流不畅而造成感染。

恶性胆管狭窄，影像学多表现为边缘不规整的充盈缺损，或较长的胆管狭窄段，伴有肝内胆管扩张，低位胆道梗阻有时会伴有胰管与胆管同时扩张的双管征。需要注意的是仅靠造影观察只能提供狭窄的部位而不能依此做出定性诊断，在充分造影观察的基础上行细胞学刷检及活检，以及超声内镜引导下穿刺获得最终的病理及细胞学诊断才是最终确诊的金标准。

c.胰胆管活检及刷检

刷检是最常用的获取胆胰管组织方法，经由导丝引导可以将细胞学刷检通过狭窄部位，于远端胆胰管扩张部位伸出细胞学刷头，在保持刷头外露的情况下于胆胰管狭窄部位反复刷检，刷检物同时送常规涂片及液基细胞学，刷检出的组织碎屑可选择送检病理。

胆道活检钳进出胆胰管有一定的困难，但应用可过导丝活检钳及配合小的乳头切开可达到80%以上的技术成功率。活检钳经导丝引导进入胆胰管后可于狭窄近端张开活检钳，维持张开状态下推送活检钳至狭窄部位到无法推动为止，再行咬检。亦可先通过狭窄部位后张开活检钳，后撤至狭窄部位后再行咬检。

随着技术的发展，尤其胆管子镜的发展，我们亦可在胆管子镜进入胆胰管内在直视下时行活检，理论上能够更好地提高诊断的敏感性。

d.胆胰管活检及刷检后的处理

根据患者病情选择合适解除梗黄的处理方式，如鼻胆引流管、金属支架等。若术中导丝插管进胰管，则可尽量考虑放置塑料胰管支架。

（3）活检及刷检注意事项

a.准确判断胰胆管狭窄部位是提高胆胰管活检及刷检诊断敏感性及准确性的前提，在实施活检及刷检之前需仔细观察影像学改变，应用现有的有效技术如管腔内超声小探头，胆胰管子镜进行观察均是准确判断狭窄部位的有效方法。

b.胰胆系统肿瘤的组织细胞学确诊强调规范联合，应用单一简单易行的刷检技术很多情况下无法达到满意的临床效果。因此强调多种技术联合应用，应用胆胰管内细胞学刷检+活检，术中抽取胆汁送检细胞学以及操作后的规范化标本处理流程，包括常规涂片、液基细胞学、分离组织碎屑、引流胆汁送检细胞学等，条件允许可以应用免疫组化鉴别诊断以及荧光原位杂交等技术提高诊断敏感性。

3.ERCP下胰胆管活检及刷检并发症及处理

相关的并发症主要是ERCP操作过程相关并发症，包括：

（1）胰腺炎（3.5%~9.7%）

ERCP术后胰腺炎（post-ERCP pancreatitis，PEP）是指在ERCP术后发生血清淀粉酶、脂肪酶高于正常上限3倍以及发生腹痛等一系列临床症状。PEP是ERCP操作最常见的并发症，详细识别胰腺炎发生的高危因素是预防胰腺炎的有效方法，如SOD、女性、既往急性胰腺炎病史、年轻患者、肝外胆管无扩张者、血清胆红素水平正常者。由经验丰富的医师进行操作，缩短操作时间，减少插管操作，减少乳头切开，减少胰管插管次数，减少造影剂用量均有可能降低胰腺炎的发生。多数轻症胰腺炎多能自行好转，腹痛强烈提示发生PEP，建议应尽快完善相关检查确诊，推荐ERCP术后2~6小时监测胰酶变化，监测降钙素原变化。抗菌药物的使用可以降低胰腺脓肿等胰腺感染相关并发症，可缩短住院时间，降低病死率。对于轻症胰腺炎患者，一般不需要预防性使用抗菌药物，而对于合并胆道感染的患者，建议使用抗菌药物。蛋白酶抑制剂可能会降低PEP发生率，目前临床上普遍应用，NSAIDs对PEP有预防作用。建议在ERCP前或后立即经肛门给予吲哚美辛50 mg或双氯芬酸100 mg。对于PEP高风险的患者建议行胰管支架置入术。推荐使用5-Fr胰管支架，若支架发生移位，需要内镜下拔除。对于重症胰腺炎患者，胰腺局部的蛋白酶抑制剂和抗菌药物动脉灌注可以降低感染并发症发生率和病死率。尤其是对于48小时内开始治疗的患者更有意义。急性胰腺炎发生后，应当及时给予扩容灌注治疗，预防脱水及休克，维持尿量在0.5 mL/（kg·h）。随后应当严密监测血流动力学及尿量，从而降低并发症发生率及病死率。

（2）出血（0.3%~2%）

出血是内镜下括约肌切开术最常见也是ERCP最严重的并发症之一。早期出血是在操作过程中及操作结束时出血，迟发型出血是指操作后数小时甚至数周发生的出血。凝血功能障碍、ERCP术前3天内抗凝治疗会增加出血风险。操作中尽量减少对乳头的切开及扩张操作能够有效降低出血风险，尤其是对于肿瘤性病变侵及的乳头部位应尽量避免相关黏膜创伤性的操作。使用混合电切模式较单纯电切模式可降低出血风险。ERCP操作中发现的出血可使用电凝止血、氩离子凝固术、局部球囊压迫或金属夹夹闭，最常见的内镜下处理措施包括环乳头周围的肾上腺素黏膜下注射，对于胆总管中部及远端的出血或难治性乳头括约肌切开术后出血，可采用全覆膜自膨式金属支架，内镜下难以控制的出血可采用血管介入止血治疗或外科手术治疗。

（3）穿孔（0.08%~0.6%）

ERCP术中穿孔常见于以下几种情况：①由内镜镜身引起的管腔穿孔，一般会引起腹膜内穿孔；②括约肌切开超过了胆管或胰管壁内部分，引起腹膜后瘘；③导丝胆管外穿刺或支架移位。应用过导丝活检钳极少因为胆管活检操作而导致穿孔。穿孔一旦发生应迅速处理，否则将会引起脓毒症和多器官衰竭。引起穿孔的高危因素包括：可疑SOD、女性、老龄患者、局部解剖结构改变（例如内脏转位或毕Ⅱ式胃大部切除术）、困难插管、造影剂黏膜内注射、操作时间过长、括约肌切开及乳头预切开、胆道狭窄的扩张、内镜下大球囊扩张、操作医师经验不足等。口服造影剂后的腹部CT检查对于诊断ERCP相关穿孔具有较高敏感性和特异性。新发腹腔游离气体高度提示存在穿孔，但气体的多少只与操作中的充气有关，并不能说明穿孔面积的大小，也与患者的预后无关。建议患者恢复饮食前应行口服造影剂检查，评估是否闭合。在ERCP操作中使用二氧化碳作为气源可减少气胸或气腹的发生。对于迟发型穿孔（ERCP术后6小时以上）且无明显腹部体征及炎症反应的患者，可予内科保守治疗。对于十二指肠壁穿孔，可直接行内镜下闭合，可使用金属夹、内镜下缝合器械，困难时可使用金属夹联合尼龙套圈。壶腹周围部穿孔时应立即行内镜下闭合，可使用全覆膜自膨式金属支架封闭穿孔部位。在插管送入导丝的过程中应时刻监测导丝位置，并在X线引导下送入导丝。对于金属及塑料支架移位发生穿孔的患者，无明显腹膜炎征象时可行内镜下支架移除及金属夹封闭术，若出现腹膜炎及腹膜后积液者，应及时行外科手术。

（4）感染（0.5%~3%）

正确的ERCP操作能够减少术后急性胆管炎的发生，如术后常规留置鼻胆引流管等。对于肝门部梗阻的患者，若术中双侧肝内胆管显影，则需行双侧肝内胆管引流，否则可能会引起术后胆管炎。对于高位胆道梗阻的患者，采用CO_2造影是安全有效的。肿瘤累及胆囊管开口的患者术后发生急性胆囊炎的风险升高，因此对于此类患者应小心应用全覆膜自膨式金属支架。

（五）胰胆系恶性肿瘤的胆道子镜检查

1.胆道子镜检查适应证

（1）胆管良恶性狭窄的诊断与鉴别诊断。

（2）胆胰管肿瘤的侵及范围的识别判断。

2.胆道子镜检查禁忌证

（1）胆道子镜检查是在ERCP基础上开展的，ERCP相关禁忌证。

（2）胆管下段至末端由于壁外肿瘤压迫狭窄而无法进入胆道子镜者。

（3）肿瘤浸润而造成乳头部受累变形不适于胆道子镜插入者。

3.胆道子镜操作方法及操作流程

（1）ERCP操作成功后（详见胰胆管恶性狭窄的ERCP诊疗部分），导丝留置于胆胰管内。

（2）评估十二指肠乳头开口大小，必要时可行十二指肠乳头小切开，或用扩张球囊扩张壶腹部括约肌，扩张至直径约 6 mm 即可。

（3）将子镜从十二指肠镜工作孔道经导丝引导插入胆管至狭窄上约 2 cm 行胆汁交换，应用生理盐水反复灌洗胆道直至胆道子镜下视野清晰。

（4）获得清晰视野后，详细观察狭窄及病变位置、形态、大小、肿瘤长度、表面血管情况等，并且直视下探查肿瘤侵犯的上界（是否侵犯汇合部、左肝管和/或右肝管、胆囊管等）。

（5）必要时可考虑行胆管子镜活检钳行直视下病变活检，观察活检部位无明显出血后，退出胆道子镜。

（6）在胆道子镜检查过程中推荐全程联合 X 线观察胰胆管病变位置，以详细记录病灶与肝门，胆囊管开口以及壶腹部之间的距离，以此来判断病变的整体形态及长度。

（7）放置胆道支架或鼻胆引流管于肝总管后退镜，鼻胆引流管由鼻腔引出。

4.胆道子镜操作注意事项

（1）胆道子镜操作由于涉及同时控制子镜与母镜的运动，因此对于控镜能力和 ERCP 经验要求相对较高，因此应当由 ERCP 经验丰富的医师进行操作。

（2）由于胆道子镜直视下活检钳较小，取得组织相对也较小，在可能的情况下取检的次数可以适当增加，但文献报道胆道子镜直视下活检诊断胰胆管恶性狭窄的敏感性与ERCP下X线指示下活检敏感性相当，因此与其他取检方法，如细胞学刷检联合进行取检是提高诊断敏感性有效手段。

5.胆道子镜相关并发症及处理

胆道子镜直接相关并发症并不多见，多与ERCP操作相同（详见ERCP相关并发症章节）。

（六）胰胆系恶性肿瘤的内镜下支架植入治疗

1.支架植入适应证

（1）梗阻性黄疸术前减黄治疗。

（2）缓解无法行手术治疗的胰胆系统恶性肿瘤造成的梗阻性黄疸。

2.支架植入禁忌证

（1）无明确病理及细胞学定性诊断者尽量避免行裸金属支架植入。

（2）有消化道梗阻患者尽量避免放置过乳头的胆管支架。

3.支架植入操作方法及操作流程

（1）患者支架植入前如有机会可先尝试ERCP下鼻胆引流管引流（ENBD），观察引流后黄疸下降情况，在ENBD过程中同时可行胰胆管活检及细胞学刷检以明确诊断，必要时补充超声内镜引导下胰胆管壁外病变穿刺活检以明确诊断，获取病理及细胞学确诊依据，是选择何种支架植入的先决条件。

（2）支架植入前建议对患者的病情进行详细评估，多学科会诊（MDT）后决定患者最终选择何种支架治疗方式，MDT机制对于支架植入后患者能否获得最好的治疗效果起着重要的作用。

（3）支架的分类

a.胆管支架常规分为两类，塑料支架与金属胆管支架，金属胆管支架又分为裸金属支架，半覆膜金属支架以及全覆膜金属支架。

b.塑料支架易于塑形，长短可调节，成本低，易取出，但管腔直径小，常规应用为7 Fr、8.5 Fr以及10 Fr，理论上维持通畅时间较短。

c.金属支架管腔大，引流相对较充分，维持通畅时间较长，裸金属支架与半覆膜金属支架取出较为困难，全覆膜金属支架可以方便取出，但成本较高，同时也易于移位。

d.胰管支架常见塑料支架一种，管径大小有所不同。

（4）支架植入操作流程

a.ERCP操作成功后（详见胰胆管恶性狭窄的ERCP诊疗部分），留置导丝于胆管及/或胰管内。

b.应用造影，IDUS以及经口胆道镜观察狭窄部位，狭窄长度，狭窄上缘与肝门部关系以及狭窄下缘与乳头括约肌间的距离，最终确定植入支架的长度以及个数。

c.沿导丝经活检管道植入支架越过胆管狭窄部位，先端置于胆管内，尾端视狭窄部位下界距离乳头括约肌开口上缘位置，确定尾端留置部位。如果狭窄部位下界距离乳头括约肌开口上缘>2 cm，建议支架尾端留置于胆管内；如狭窄部位下界距离乳头括约肌开口上缘<2 cm，建议支架尾端跨过乳头开口留置于胆管外。

d.高位胆道梗阻依据患者梗阻情况可考虑放置单根支架，双根支架或三根支架，取决于导丝超选进入胆管的情况，置入多根支架往往能够获得较好的引流效果。

e.沿胰管留置导丝经活检管道植入塑料胰管支架，植入过程中当胰管支架推出活检管道越过胰管狭窄，继续推进支架至尾端出现金属标记时，在X线监视下撤导丝先端至金属标记部位，镜头与乳头间距离拉开一定的空间，最后推支架尾部出活检管道，撤导丝后完成胰管支架植入操作，这样可以最大程度降低将胰管支架尾端推进乳头的风险。

4.支架植入操作注意事项

（1）支架植入前如病理及细胞学未明确证实为恶性，则尽量避免放置不可回收的裸金属支架。

（2）编织性金属支架具有较大的回缩性，释放支架时术者需要小心慢速释放，通过回收与推进释放器谨慎调整支架释放后回缩长度的影响，以达到最佳的植入位置。

（3）肝门部胆管支架植入过程中可应用二氧化碳气造影显示狭窄部位，且可降低肝内感染风险。

（4）支架植入过程中注重乳头功能保护，如避免大的乳头切开，在能够不影响乳头括约肌功能情况下尽量选择胆管内支架植入等，能够更好防肠液反流，达到较长的支架通畅时间。

5.支架植入并发症处理

（1）支架堵塞

支架堵塞是较为常见的并发症，是支架失效的主要原因，多与肠液反流感染，引起菌群移位至支架内膜以及经支架反流进胆管食管残渣堵塞等原因引起，病人状况允许的情况下，可取出的支架（塑料支架/全覆膜金属支架）宜选择更换新支架，更换过程中可选择鼻胆管引流，以控制胆管内感染；不可取出支架（裸金属支架/半覆膜金属支架）可行胆管支架腔内取石球囊清理，清理后放置鼻胆引流管引流观察感染与黄疸控制效果，夹闭引流管后再观察引流效果，有效者可选择拔除引流管，无引流管者可考虑再次行塑料支架植入或再次金属支架植入。

（2）支架移位

支架移位多发生在塑料胆管支架及全覆膜金属胆管支架，胆管外移位多可随粪便排出体外，极少数可造成十二指肠壁穿孔，可视情况进行修补及外科手术等处理，内移位至胆管内则可采用取石球囊或异物钳胆管内拖拽支架，如果可以更换则更换新支架，无法取出者可考虑外科介入或重新支架植入。

（七）胰胆系肿瘤超声内镜诊疗术

1.胰胆系肿瘤的超声内镜诊断

EUS由于其可在胆胰附近的消化道管腔内实时扫查，可更准确可靠地显示胆胰及其周围病变，因此目前已成为胆胰疾病尤其是胆胰肿瘤性疾病常用且主要的影像学诊断方法之一，而超声内镜引导下细针穿刺活检术（EUS-FNA/B）是确诊的主要方式。常见的胆胰系统肿瘤的超声内镜下表现为：

（1）胰腺癌

日本超声医学会制定了胰腺癌的超声诊断标准，现摘录如下：

确诊标准：

a.胰腺实质内有明显的境界清晰的异常回声区。

b.胰腺异常回声区伴有下列所见：①胰尾部胰管扩张，直径>3 mm；②胰头部胆管狭窄和（或）闭塞；③胰腺有局限性肿大。

疑似诊断：

a.胰腺有异常回声区。

b.胰腺有局限性肿大。

c.需要进一步详查：胰管扩张，胆管扩张或胆囊肿大。

同时，增强超声造影技术（CH-EUS）显示胰腺癌病灶主要表现为灌注缺乏；弹性成像为异质性改变，蓝色为主，并略微绿色和红色线状区域。EUS诊断的另一优势在于对发现的可疑淋巴结及肝脏转移病灶，可以同时行穿刺活检，明确诊断。

（2）胰腺内分泌瘤

大多数情况下，胰腺内分泌肿瘤的 EUS 影像特征为：圆形或类圆形相对于胰腺实质呈均匀弱低回声区域，常伴有光滑的连续或不连续高回声边缘。Giovannini 等研究发现，87.5% 的内分泌肿瘤 CH-EUS 表现为造影明显增强，提示病灶组织为富血供组织，与胰腺癌的表现不同。相关研究表明多数胰腺内分泌肿瘤病灶在弹性成像显示质地偏硬，病灶整体为蓝色，内部可以有少部分为绿色。

（3）胰腺囊腺瘤

胰腺囊腺瘤按病理可分为良性、交界性及恶性病变。依照其组织学分类，主要分为：

a. 浆液性囊性肿瘤（serous cystic neoplasm，SCN）：肿瘤呈圆形，边界清晰，边缘平滑，整体回声稍高，内部为大量直径数毫米的无回声小囊，呈密集多房结构，中心可有强回声伴声影，提示钙化。肿瘤后方回声衰减不明显，或稍增强。

b. 黏液性囊性肿瘤（mucinous cystic neoplasm，

MCN）：肿瘤呈类圆形或分叶状，边界欠清，整体回声稍低，肿瘤内有单个或多个分房的囊肿，每个房的直径相对较大。囊壁薄厚不等，囊内壁欠均匀，壁上可有点状钙化，有时可见突起的乳头样结构。常有后壁增强效应。肿瘤恶变时，边界模糊，内部回声杂乱，囊内乳头样增生明显，向邻近器官浸润生长，周围淋巴结肿大。在部分黏液性囊腺瘤中，可见胰管轻度扩张及胰管交通。

（4）胰管内乳头状黏液瘤（intraductal papillary mucinousneoplasms，IPMNs）

IPMN 是一类大体可见的胰腺外分泌部黏液性肿瘤，发生于主胰管或主要分支胰管的胰管上皮。按大体解剖部位分为主胰管型（MD-IPMN）、分支胰管型（BD-IPMN）和混合型（Mix-IPMN）。

a.MD-IPMN：EUS 表现为局限性或弥漫性主胰管扩张，可伴有胰管内结节，胰腺实质多有萎缩。

b.BD-IPMN：EUS 可见多个囊性低回声区相互交通，呈葡萄串征象，可伴有主胰管轻度扩张。与主胰管相通是其一个重要征象。

c.Mix-IPMN：可兼有二者的表现。

（5）胆囊良性肿瘤

胆囊良性肿瘤可分为假性肿瘤及真性肿瘤两大类。在假性肿瘤中有息肉、增生性、异位组织及其他，其中以胆固醇性息肉最多见；在真性肿瘤中以来自上皮细胞的腺瘤为主。

a.炎性息肉：EUS声像显示一般呈类圆形或乳头状实性低回声，无蒂，无声影，不随体位改变而发生移动；病变大小在3~5 mm之间，很少超过10 mm；常伴有胆囊壁的毛糙、增厚等慢性胆囊炎的改变。

b.胆固醇性息肉：EUS扫描可见胆囊腔内自囊壁向腔内隆起的乳头状、圆球形或桑葚状强回声或等回声，后方无声影；好发于胆囊体部、颈部，常为多发性，大小在10 mm以下，以2~3 mm多见；其CEH-EUS的特点为造影剂注射后14秒后开始增强且为不均匀增强。

c.胆囊腺瘤：EUS下胆囊腔内可见自囊壁向内隆起的圆形或乳头状高回声或中等回声肿块，起源于黏膜层，内部回声均匀；肿块表面包膜不光滑，可呈"桑葚"状或分叶状，基底宽大，也可见蒂，但局部胆囊壁结构多无异常；肿块后方无声影，不随体位移动；CEH-EUS特点是在造影剂注射20秒后开始增强，表现为均匀增强。

（6）胆囊癌

胆囊癌中EUS显示一个乳头状不规则高回声或低回声的团块，侵入囊壁并破坏其三层结构，通常存在不均匀的回声区，可以随肿瘤的进展状况浸润或通过胆囊壁进入毗邻的肝脏。根据病变的回声特点及邻近胆囊壁的层次结构可分为以下四型：Ⅰ型表面为有蒂型，表面呈结节状，胆囊壁外高回声完整；Ⅱ型表现为广基型隆起或胆囊壁增厚，表面不规则，但胆囊外层高回声层尚完整；Ⅲ型表现为广基型隆起或胆囊壁增厚，表面不规则，同时胆囊外层高回声层亦不规则；Ⅳ型表现为广基型隆起或胆囊壁增厚同时伴有表面不规则与胆囊外层高回声层破坏。

（7）胆管癌

胆管癌的EUS声像图大多表现为沿胆管壁向腔内突出的低回声不均匀软组织影，少数可呈不均匀高回声。可向管壁及其周围浸润，表现为胆管壁增厚、层次不清或消失，往往伴有狭窄前的胆管扩张表现。EUS可准确判断病变累及管壁的层次、深度及侵犯邻近结构的情况以行T分期；还可探查周围有无肿大淋巴结已行N分期。

2.超声内镜引导下细针穿刺活检技术

超声内镜引导下细针穿刺抽吸/活检术（EUS-FNA/B）目前已成为消化道及其邻近器官病变诊治的重要手段。EUS-FNA/B不仅可以获取细胞或组织以确定病变的病理性质，还可以鉴别淋巴结和其他器官的转移病灶，对病变进行准确分期，从而影响治疗方案的选择，目前已被广泛用于临床疾病尤其是胰腺疾病的诊断。

（1）胰胆系肿瘤EUS-FNA/B适应证

a.对于性质不明的胰腺实性占位性病变，不可切除病变行放化疗前，或潜在可切除病变行新辅助放化疗前。

b.对于经CT、MRI或EUS等检查不能确定性质的胰腺囊性病变，当EUS-FNA/B可能改变治疗策略时，推荐行EUS-FNA/B。

c.对于消化道毗邻组织中性质不明占位性病变或淋巴结肿大，当EUS-FNA/B可能影响治疗策略时，或对消化道管壁增厚性病变当反复内镜下活检阴性时。

（2）胰胆系肿瘤EUS-FNA/B禁忌证

因严重心肺脑疾患不能耐受操作、严重精神疾患不能配合、口咽部及食管急性损伤内镜穿孔风险极大或有严重出血倾向的患者，避免行EUS-FNA/B。在行EUS-FNA/B前亦应仔细评估患者的出血风险，一般要求血小板计数不低于$50×10^9/L$，凝血酶原时间国际标准化比值（INR）小于1.5方能行EUS-FNA/B。除此之外，对于穿刺结果不影响治疗决策的患者以及拒绝签署知情同意书的患者，亦应避免行EUS-FNA/B。

（3）胰胆系肿瘤EUS-FNA/B并发症

EUS-FNA/B是一种相对安全的检查，其并发症发生率较低。近期发表的一项Meta分析纳入了51篇研究共5330例行EUS-FNB的患者，结果显示EUS-FNB总并发症发生率为0.59%。EUS-FNA/B常见的并发症包括出血、感染、消化道穿孔和急性胰腺炎等，根据不同的研究报道，各自的发生率分别为0.13%~1.3%、0.4%~1.0%、0.03%~0.15%、0.19%~2.35%。其他一些较罕见的并发症包括：胆囊或胆管穿刺造成的胆瘘，胰腺穿刺引起的气腹或胰瘘，针道种植转移，死亡等。

（4）胰胆系肿瘤EUS-FNA/B操作流程

a.术前准备

①术前常规检测血常规、凝血功能、心电图检查，女性患者应了解月经史情况。

②术前综合权衡出血和发生血栓事件的风险明确是否停用抗血小板或抗凝药物。对于口服噻吩并吡啶类抗血小板药物（如氯吡格雷、普拉格雷和替格瑞洛等）的患者，推荐在EUS-FNA/B前停药5~7 d；对于口服阿司匹林的患者，由于在国内临床实践中观察到可能增加出血风险，推荐术前停药7~10 d；对于服用抗凝药物的患者，推荐在EUS-FNA/B前停用相关药物，对于有高血栓形成风险的患者建议采用桥接治疗。

③术前禁食4~6小时。

④仔细了解包括穿刺部位的多种影像资料，以明确被穿刺部位及其毗邻脏器的情况。

⑤EUS-FNA/B通常采用静脉注射丙泊酚的非气管插管麻醉方式。在实际操作中，建议根据患者情况、操作者经验及麻醉条件综合评估后采用密切监护下镇静或其他麻醉方式。

b.穿刺步骤

①按常规EUS操作法全面扫查，找到病灶并仔细扫查，清楚显示病灶及病灶周围血管等情况。

②测量病灶大小，计算最大可穿刺深度及最小应穿刺深度。

③开启超声多普勒及彩色血流图，了解病灶血流分布、病变与胃肠壁间有无血管横跨、病变周围组织结构血流分布情况。

④声学造影指导下的EUS-FNA有利于识别病变内的坏死区域并在穿刺时避开此区域，同时可以辨别当病变较小时与周围胰腺实质分界不清的情况，有研究显示可以提高穿刺的样本获得率和总的诊断率。弹性成像对EUS-FNA亦有一定的指导作用。

⑤选择合适的穿刺针：目前临床使用的EUS-FNA/B针主要为19G、22G和25G 3种型号，此外还有新型20G FNB穿刺针。不同粗细的穿刺针对胰腺实性病变或淋巴结穿刺的诊断准确率无统计学差异。目前在临床应用最广泛的是22G穿刺针，其灵活性和超声下可视性均较好，可以获得足量的细胞学或组织学样本，同时不增加操作并发症风险。与22G和25G穿刺针相比，19G穿刺针在组织获取方面有一定优势，但标本血污染率高，而且19G穿刺针较硬，灵活度较差，对于胰头部及钩突病变需要经十二指肠穿刺时操作困难，技术失败率更高。对于胰腺钩突部病变，25G穿刺针的诊断准确率最高，而对于胰腺体尾部病变，3种针型之间无统计学

差异。

⑥针推出外套管约 1 cm，以便超声显示针轨迹的图像。

⑦针芯向外抽出几毫米，以利穿刺进针。

⑧将靶病灶调整至视野中央或稍靠镜头的前方，穿刺针与胃肠壁呈锐角进入较好。

⑨用直接接触法显示病灶。计算好穿刺针伸出的距离并固定，快速或缓慢将穿刺针刺入病灶。

⑩负压选择：目前临床上行 EUS-FNA/B 时常用的负压吸引方式包括标准负压（10 mL 或 20 mL 负压）、高负压（50 mL 负压）、微负压（在病灶内重复抽提穿刺针动作的同时缓慢移出针芯）和湿抽法（穿刺针内充满生理盐水后接 10~20 mL 负压）等。也有不使用负压的方法。在穿刺过程中使用负压抽吸可能增加样本获得率，但同时可能增加穿刺标本血污染，影响细胞学诊断。而对胰腺实性病变或淋巴结进行穿刺时使用不同的负压吸引方式在样本获取率上无统计学差异。

⑪穿刺：将穿刺针来回在靶组织内做提插运动 10~20 次以获得满意的组织，关闭负压，针退回到外鞘内，将针从活检孔拔出。如果无法提供 ROSE，通常情况下，

推荐对胰腺实性占位性病变行FNA至少穿刺3~4针，行FNB穿刺2~3针。

⑫标本处理及送检：针筒变正压接穿刺针，对准玻片推出组织和组织液，从穿刺针中推出标本可以使用针芯、注入空气或生理盐水冲洗。将组织条放入福尔马林中固定，玻片上组织液涂片，送细胞学及病理学检查。与传统细胞学涂片相比，EUS-FNA/B标本可以优先选择液基薄层细胞学检测。故而EUS-FNA/B标本建议联合送检传统细胞学涂片、液基薄层细胞学检测、DNA倍体检测、组织学检测以及其他个体化治疗所需检测。目前随着精准医学概念的提出，个体化治疗可以进行单细胞测序及肿瘤相关突变基因等检测，可以根据临床诊疗需求选择性开展。

（5）胰胆系肿瘤EUS-FNA/B的注意事项

a.扇形穿刺：由于肿瘤异质性、肿瘤中央部位坏死以及间质纤维化引起肿瘤细胞灶性分布等原因，常常使得在同一部位穿刺不易获得足够的样本，在穿刺过程中每次进针时稍微调整穿刺角度，使穿刺路径在病变内形成扇形，可以扩大穿刺范围，实现多层面立体穿刺以获取不同区域的组织样本，有助于提高穿刺阳性率。

b.对于胰胆实性病变或淋巴结的常规EUS引导下穿刺，FNA穿刺针与FNB穿刺针同等推荐，但是FNB穿刺针获取足够的诊断样本所需的穿刺针数显著少于FNA穿刺针。

c.ROSE：ROSE的临床应用一直以来都存在争议，至今仍然难以形成定论。理论上来说有ROSE的帮助，操作过程中可及时发现细胞取材量不足或缺乏代表性，这样术者可以重复进行穿刺以提高阳性率。目前研究显示EUS-FNA/B过程中采用ROSE是否能减少穿刺针数和提高总样本获取率目前证据不一，因此在EUS穿刺时平等推荐采用或不采用ROSE。对于缺乏经验的操作者或总体样本充足度<90%的内镜中心，建议有条件可采用ROSE。

d.对于可疑远处转移和（或）淋巴结转移，当穿刺结果可能改变治疗策略时，推荐按可疑远处转移灶—淋巴结—原发灶的顺序依次进行穿刺，可疑原发灶的穿刺应放在最后进行，以避免肿瘤细胞污染引起后续穿刺的假阳性。

e.对于胰腺实性占位引起梗阻性黄疸而不能直接外科手术的病例，建议常规EUS-FNA/B明确诊断后再行

ERCP。如在EUS-FNA/B前置入胆管支架，因支架自身及其引起的局部炎症所导致的声学混杂信号和伪影可能影响EUS对病变分期的判断；对于可切除的病变，EUS-FNA/B明确病理后可以直接手术切除从而避免不必要的支架置入；对于性质未明的病变，行EUS-FNA/B后病理的良恶性可能影响支架类型的选择，若穿刺前置入金属支架可能出现金属支架后续无法取出或置入塑料支架后需要再次ERCP更换为金属支架的情况，增加了患者费用和并发症风险。因此，除非患者伴发急性化脓梗阻性胆管炎或其他原因亟须ERCP解除梗阻，否则应常规先行EUS-FNA/B明确诊断后再行ERCP。

f.对于胆总管占位引起梗阻性黄疸而不能直接外科手术的病例，建议常规首选ERCP并行细胞刷检或活检。EUS-FNA/B可以作为ERCP刷检或活检结果为阴性时的补充诊断措施。联合使用ERCP刷检或活检与EUS-FNA/B可以提高诊断效率。

g.对于可疑恶性占位性病变，通常在第1次穿刺结果不能明确诊断时建议考虑第2次穿刺，在第2次穿刺结果仍不能明确时，建议经多学科团队讨论决定后续方案或转至上级医院进一步诊治。

h.由于EUS-FNA/B引起感染的风险较低，因此不推荐EUS-FNA/B常规预防性使用抗生素。

3.胰管内超声小探头检查技术

胰管内超声（intraductal ultrasonography of pancreas，IDUS）是经常规内镜活检钳将高频微超声探头置入胰管内进行实时超声扫描的一种新技术。诊断胰腺疾病的方法。微超声探头的分辨率高，可发现管壁上皮内癌等浅表病变。对于胰腺疾病的早发现、早诊断、早治疗有重要意义。

（1）IDUS适应证

a.体表B超或其他影像检查发现胰腺有异常征象，需进一步明确诊断者。

b.临床有胰腺疾病症状或体征者。

c.血液或体液化验与胰腺相关的指标异常，如CA19-9升高者。

d.胰腺占位性病变的鉴别诊断。

e.胰腺癌患者需进一步做进展度判断者。

f.胰腺炎性疾患（急性胰腺炎和慢性胰腺炎）的病因诊断和性质诊断。

（2）IDUS的禁忌证

IDUS禁忌证同超声胃镜的禁忌证。同时对于急性胰腺炎和复发性胰腺炎淀粉酶明显升高者，应避免行IDUS。

（3）IDUS检查方法

a.按ERCP检查方法做术前准备，并经静脉注入镇静剂。

b.将十二指肠镜插至十二指肠乳头部，先行胰管造影，然后将活检钳道插入微型超声探头，胰管插管多选择垂直于十二指肠壁，或按时钟定位法在1~2点钟方向插管。

c.微型超声探头经十二指肠乳头插入胰管时，应轻轻调节抬钳器，慢慢向胰管内插入，以免用力过度损坏超声探头。

d.在X线透视下，将微型超声探头缓缓插至胰尾部。

注意：如有主胰管严重狭窄，则微型超声探头应避免强行插入，以免损伤胰管；对于主胰管或与主胰管相通的病灶，如胰腺假性囊肿和胰管内乳头状瘤等检查时，应尽量减少探头在胰管内滞留的时间。

（4）IDUS的超声内镜图像

a.胰腺实质：正常胰实质的IDUS图像呈细网状。不同频率的IDUS对胰腺的显像范围及程度不同。

b.主胰管：胰管主要由黏膜及结缔组织构成，不同频率的 IDUS 对胰管层次的显示率不同。Furukawa 等报道 30 MHz IDUS 的正常主胰管超声图像 82.1% 为三层结构，由内向外其分层依次为：强回声–低回声–强回声，其组织学组成为黏膜、结缔组织和实质细胞，17.9% 呈一高回声层。

c.胆总管及血管：IDUS 探头的频率通常≥20 MHz，因此其扫查范围浅，对胰腺的毗邻结构显示欠清晰。探头位于胰腺头部胰管内可显示胆总管胰段；探头位于胰腺钩突部可显示肠系膜上静脉；探头位于胰腺体部和尾部可显示脾静脉。

（5）IDUS在胰腺肿瘤性病变中的应用

a.胰腺癌：Furukawa 等报道胰腺癌在 30 MHz IDUS 的超声影像中可分为两种类型，Ⅰ型：多见，低回声病灶外伴强回声区，正常胰实质网状像消失，多为分化良好的管状腺癌；Ⅱ型：较少，胰管内病灶是高回声，胰实质正常网状像存在，多为管内乳头状腺癌。Nakaura 等将胰管内乳头状癌的 20 MHz IDUS 超声像分为两类：①胰管壁增厚，壁内结节状回声；②混合性团块影，胰管壁中断。IDUS 诊断胰腺癌的敏感性为 100%，特异性为82%，准确率为89%。

b.胰腺腺瘤：IDUS像为胰管内相对高回声团块，胰管周围为网状像，此类声像与胰管内乳头状腺癌相似，难以鉴别。Nakamura等用20 MHz IDUS和7.5 MHz IDUS显示胰腺腺瘤为两种形式，Ⅰ：管壁增厚但壁内无结节状回声；Ⅱ：胰管壁增厚<3 mm，壁内有结节状回声。

c.胰岛细胞瘤：IDUS像为主胰管周围散在的局限性微小高回声团块。

d.导管内乳头状黏液性肿瘤（intraductal papillary mucinous neoplasms，IPMN）：MD-IPMN：病灶呈颗粒状高回声局限于主胰管的表面，多数病例胰实质呈正常的网状结构，少数病例胰实质网状结构被弥漫性低回声及点状高回声取代；BD-IPMN：胰实质的正常网状结构消失，代之以不规则无回声区，肿瘤的囊壁上有高回声结节。Hara等报道IDUS以发现乳头样突起超过4 mm为恶性病灶的准确率为78%。Kobayashi等的研究发现对于BD-IPMN的主胰管侵犯IDUS的敏感性、特异性、正确率分别为92%、91%与92%。

（6）IDUS对胰腺肿瘤浸润范围的诊断

IDUS诊断胰腺肿瘤浸润的范围在一定程度上取决于

IDUS探头直径和频率，频率越高则超声波穿透组织的深度越小。IDUS能对胰腺恶性肿瘤的胰十二指肠部淋巴结转移做出判断。Itoh等报道其诊断准确率为66.7%，特异性为91.3%。Cushing等认为对侵犯范围较大的肿瘤，可采用7.5 MHz、10 MHz和15 MHz的IDUS，如要进行肿瘤分期诊断则最好选用10 MHz以上的IDUS。

4.胰胆系肿瘤的超声内镜介入治疗

超声内镜引导下胆道引流术（endoscopic ultrasound-guided biliary drainage，EUS-BD）是近年来发展起来的新型EUS治疗技术。它是指在EUS引导下，在十二指肠球部或贲门周围识别扩张的胆总管或左侧肝内胆管，通过胆管穿刺、穿刺道扩张和胆道支架植入等系列步骤来实现胆道的内引流。EUS-BD最常见的适应证是ERCP治疗失败的、不可切除的胆道恶性狭窄。

ERCP是各类原发、转移或复发恶性肿瘤导致的胆管狭窄的最常用治疗方法，但其失败率可达5%~10%，多与ERCP插管失败、胃肠道改建或十二指肠乳头无法到达有关。EUS-BD和PTBD是ERCP失败后的挽救性治疗方法。与PTBD相比，EUS-BD有诸多优点，具体包括：①可在ERCP失败后即刻进行，住院时间较短；②

大多数EUS-BD（特别是EUS-CDS）的操作较为简单，临床成功率可达95%以上，并发症可控；③EUS-BD的引流方式为内引流，患者生活质量较高；④EUS-CDS即便在肝内胆管不扩张的情况下也可进行操作。

EUS-BD操作医师一般需要同时掌握治疗性EUS和ERCP技术。有经验内镜医师EUS-BD的技术成功率可达95%以上，临床成功率可达90%以上，并发症为15%~20%，严重并发症少见。EUS-BD的培训方法、标准操作流程、相关器械以及高质量随机对照研究等方面还需探索。

（1）适应证

a.常规ERCP插管失败。

b.十二指肠狭窄或者十二指肠镜金属支架植入术后，常规ERCP无法完成。

c.胃肠改建术后，内镜无法到达十二指肠乳头或胆肠吻合口部位，或者插管失败者。

（2）禁忌证

a.大量腹水。

b.血凝明显异常。

c.穿刺道血管占据或肿瘤浸润。

d.血流动力学不稳定。

e.其他：相对禁忌证还包括胆管扩张不明显、总胆红素升高不明显（如 TBIL≤34.2 mmol/L）等，左肝叶萎缩不宜经胃行 EUS-BD。

（3）操作方法及流程

EUS-BD 技术分类：

EUS-BD 常见技术包括 EUS 胆管十二指肠吻合术（EUS-CDS）、EUS 肝胃吻合术（EUS-HGS）、EUS 会师术（EUS-RV）和 EUS 顺行经胃支架植入术（EUS-AGS）。

选择何种 EUS-BD 手术方式需要根据患者的个体情况进行判断，影响因素包括适应证、梗阻部位、目标胆道直径、上消化道的解剖状态、腹水情况、操作者的经验等。具体选择如下：①EUS-CDS 一般用于远端胆管狭窄或肝内胆管无扩张的情况，不宜用于肝门部胆管狭窄者。对于合并十二指肠球部和降段狭窄的远端恶性胆管狭窄者，可选择 EUS-CDS 作为一线治疗；与 ERCP 相比，EUS-CDS 的术后胰腺炎发生率更低、肿瘤内生长和支架堵塞的并发症较少。②EUS-HGS 一般多用于肝门部胆管狭窄、胃肠术后改变等情况。③EUS-RV 和 EUS-

AGS常用于ERCP插管失败的情况。EUS-RV和EUS-AGS需要超选导丝通过狭窄段、穿出乳头进入十二指肠肠腔，约20%的患者导丝超选可能存在困难。

（4）术前准备

a.多学科会诊：对于部分病例（如合并十二指肠降段狭窄的胆管恶性狭窄、肝门部胆管恶性狭窄），在有条件的情况下，应通过整合医学（HIM）讨论或多学科讨论（MDT）确定患者的最优胆道引流途径。

b.知情同意：EUS-BD术前应充分告知患者的获益、风险及可选的各种治疗方案，获得患者或家属的知情同意。

c.术前检查：同常规ERCP术前检查。实验室检查包括血常规、肝肾功、血凝、肿瘤标志物等，影像学检查包括腹部增强CT或MRI+MRCP等。

d.麻醉方案：根据情况选择丙泊酚镇静或全身麻醉，需评估相关的麻醉风险。

e.技术准备：需由有丰富EUS介入治疗经验的内镜医师实施，同时熟悉ERCP操作为佳。

（5）器械准备

a.设备：EUS扇扫穿刺镜、C形臂X线机。

b.穿刺针：首选19 G穿刺针，当目标肝内胆管直径在2 mm以下或位置欠佳时，也可酌情选用22 G穿刺针。

c.导丝：首选0.025英寸可旋转导丝，其他还可选0.025英寸或0.035英寸直头导丝。当使用22 G穿刺针时，需要配套使用0.018英寸导丝。

d.扩张设备：6 Fr囊肿切开刀，其他可选6 Fr或7 Fr尖端扩张探条、尖端造影导管、直径4 mm柱状扩张球囊或针状刀等。

e.支架：覆膜金属支架（EUS-HGS一般选择长度为8 cm或10 cm的SEMS，而EUS-CDS一般选择的长度为6 cm）、双猪尾或一体式塑料支架等。如有腔壁贴合型金属支架（LAMS），最好选用胆道专用LAMS支架，如带有热植入器的6×8 mm或8×8 mm的LAMS支架。

f.其他：可旋转乳头切开刀，6 Fr或7 Fr的Soehendra支架取出器，其他还有一些尚待上市的器械，如一体式的带热植入器覆膜金属支架、部分覆膜金属支架、改良的塑料支架等。

（6）操作过程及要点

a.EUS-CDS

①患者俯卧位。

②将超声内镜送到十二指肠球部，如合并十二指肠降段狭窄，宜先在X线引导下行十二指肠支架植入。

③选择尽量靠近十二指肠的扩张胆道作为穿刺点，X线监视穿刺方向，确保面向肝门部。

④19 G穿刺扩张胆管，回抽胆汁确认，注射造影剂显影胆管，后植入0.025英寸的弯头或直头导丝。

⑤6Fr囊肿刀扩张穿刺道，也可选用尖端造影管、扩张探条、针状刀等进行扩张，后保留导丝。

⑥循导丝植入6 cm覆膜金属支架，支架位于肝门分叉处以下，十二指肠长度约2 cm，可选择植入双猪尾塑料支架预防移位。

⑦此外，如能获得热植入器LAMS胆道支架，也可在找到合适的胆道穿刺部位时，进行一步法操作，热植入器直接穿刺扩张胆管内部，后逐步释放LAMS的胆管端（远端）和十二指肠端（近端）。

b.EUS-HGS

①患者取左侧俯卧位。

②超声内镜送入食管腔内，确定齿状线位置，后续穿刺操作尽量在齿状线以下进行。

③选择S3段或S2段扩张的左侧肝内胆管为目标

胆管。

④拔出 19 G 穿刺针针芯，针道预充生理盐水。

⑤在 EUS 引导下避开血管，穿刺针穿刺进入左侧肝内胆管，回抽见胆汁后，注入造影剂进行胆道显影。

⑥送入 0.025 英寸可旋转导丝，旋进操作将导丝送入胆管主干或胆总管，保留导丝。

⑦循导丝送入 6 Fr 囊肿切开刀，抵达穿刺点后，电切进入左侧肝内胆管，保留导丝。

⑧循导丝植入 8 cm 覆膜金属支架，其中胃腔一侧的长度 2~3 cm，可进一步在金属支架两端植入 7~10 cm 的双猪尾塑料支架以预防金属支架移位；也可选择植入 8.5 Fr 的一体式塑料支架，塑料支架植入前最好使用同等内径扩张探条进行穿刺道的扩张。

c.EUS-RV 和 EUS-AGS

①患者麻醉、体位、胆道穿刺、导丝植入类似于 EUS-HGS，部分情况下行 EUS-RV 时可在十二指肠球部或球降交界部穿刺胆管下段。

②0.025 英寸可旋转弯头导丝或直头导丝超选通过狭窄段及十二指肠乳头，在超选困难时可联合使用 6 Fr 囊肿刀或可旋转乳头切开刀。

③导丝在十二指肠降段或水平段内盘圈。

④行 EUS-RV 时，保留导丝，交换十二指肠镜，沿导丝方向尝试切开刀带另一导丝插管，或者圈套器或异物钳抓取导丝至活检孔道之外后，循导丝送入切开刀进入胆道，后完成支架植入操作。行 EUS-AGS 时，通过扩展穿刺道后，造影显示狭窄段以上以及十二指肠，选择合适的覆膜或非覆膜金属支架植入。

（7）EUS-BD 技术注意事项

a.左侧肝内胆管穿刺部位的选择：可选择S3段或S2段肝内胆管作为穿刺目标。要尽量确保穿刺点位于胃食管结合部以下。S3段释放支架的视野较好，食物对支架的影响较小，胆汁反流对食管的影响也较小，宜用于EUS-HGS；而S2段的穿刺路径较直，导丝操作相对更容易，EUS-RV时可选，S2段穿刺有发生纵隔感染或气胸的风险。

b.穿刺点距离胆管的部位不宜过近，穿刺道在肝实质内的长度小于2.5 cm时，胆瘘的风险增加；穿刺距离也不宜过远，穿刺胆道部位靠近肝门部时，覆膜金属支架易堵塞分支胆管胆管炎。

c.导丝的选择与操控：反复进退导丝可能出现19 G

穿刺针针尖划伤导丝外膜的情况，导致后续操作困难。为减少或避免此类情况，应多选用0.025英寸导丝或圆头穿刺针；导丝操作宜多进少退，减少外膜的损伤可能；如超选困难，可在更换囊肿切开刀或其他穿刺道扩张器械后再进行超选操作。

d.覆膜金属支架移位的预防：覆膜金属支架移位可导致严重的胆汁性腹膜炎，可通过末端钛夹固定、双猪尾支架植入以减少移位风险。胆道LAMS支架、新型部分覆膜支架、带侧翼的防移位设计金属支架可能有助于减少移位。

（8）EUS-BD技术并发症处理

总体并发症为15%~20%，大多为轻型，可经保守治疗控制。缺少经验的操作者可能并发症更高。常见并发症包括出血、胆瘘或支架移位、胆管炎、气胸，其他还有腹膜炎、腹痛等，各种并发症的发生率为2%~5%不等。EUS-BD的远期并发症还包括支架堵塞、支架移位等。

常见并发症的简要处理措施如下：

a.出血：术中应在EUS引导下避开血管进行操作，少量出血可通过穿刺道扩张器械局部压迫，覆膜金属支架亦有压迫止血的作用。术后注意生命体征监测，观察大便、引流液和血常规等情况，尽早通过影像学或内镜检查明确出血部位，根据出血部位、原因和严重程度选择个体化方案。大多数情况可保守，严重情况下可能需要内镜、介入治疗甚至手术。

b.胆瘘：多与导丝脱落或支架移位有关。如尚未扩张穿刺道，多可保守治疗，行EUS-HGS时肝实质压迫可减少胆瘘的发生；如已显著扩张穿刺道（如8.5 Fr探条、4 mm柱状球囊等），则需积极处理，具体包括更换高年资医师再次尝试EUS-BD或及时行PTBD补救等。早期发现的移位支架可尝试支架更换或覆膜支架桥接。其他还包括积极的经皮或手术引流。

c.胆管炎：积极明确胆管梗阻的部位，可通过敏感抗生素的应用、调整覆膜支架的位置、PTCD外引流等方式进行处理。

第五章

泌尿系肿瘤内镜诊疗术

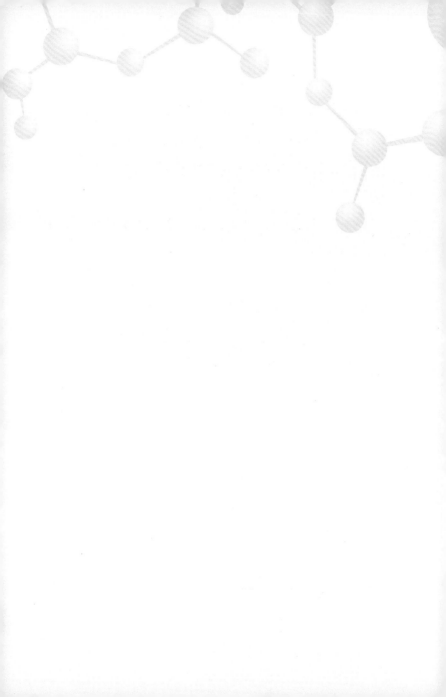

一、膀胱镜适应证

（1）血尿：明确血尿原因及出血部位。

（2）明确膀胱、尿道内病变的性质及范围。

（3）泌尿系肿瘤如膀胱癌、上尿路尿路上皮癌的监测和定期复查等。

（4）辅助检查：如膀胱肿瘤活检、逆行尿路造影、留置输尿管支架管等。

（5）膀胱内治疗（膀胱异物或 DJ 管取出、膀胱肿瘤电切等）。

（6）其他因素如外伤、膀胱畸形（如膀胱憩室合并膀胱肿瘤）、血精等检查。

二、膀胱镜禁忌证

（1）尿道狭窄、重度前列腺增生。

（2）先天性尿道畸形。

（3）急性尿道炎、膀胱炎。

（4）急性前列腺炎、附睾炎。

（5）严重膀胱、尿道损伤。

（6）女性经期、妊娠期。

（7）膀胱挛缩容量小于 50 mL 者。

（8）全身出血倾向患者。

（9）身体条件差，不能耐受检查者。

三、膀胱镜检查方法

（一）病人准备

让患者认识检查的必要性，消除思想上的恐惧心理，检查前应排空膀胱。

（二）器械准备

取出消毒好的硬/软膀胱镜，检查物镜和目镜是否清晰。如使用硬镜需将闭孔器插入外鞘，观察镜插入操作把件中备用。准备活检钳、输尿管导管等器械备用。

（三）病人取截石位，消毒铺单

（四）麻醉

（1）男性患者可向尿道内注入尿道表面麻醉剂，女性患者一般无需注入尿道表面麻醉剂。

（2）对于无法耐受者充分评估后可考虑行全身麻醉下膀胱镜检查。

（五）操作流程

（1）放镜鞘：男性患者需提起阴茎以解除前尿道弯曲，放到球尿道后即可轻轻向下压平镜体，使镜体自身滑入膀胱。切忌使用暴力。女性患者一般采用带有闭孔器的外鞘直接进入，但需防止滑入阴道，并且女性患者膀胱基底部多被子宫抬起，操作时应注意力度及技巧，防止损伤。

（2）取出闭孔器，待尿液排空后置入观察镜，并向膀胱内注水，避免向膀胱内注入过多空气。如膀胱内浑浊应冲洗膀胱。

（3）检查操作：检查时要求必须看全膀胱，避免遗漏。一般先检查膀胱三角区，双侧输尿管口一般位于4点与8点处，在输尿管间脊的两端，观察有无喷血，三角区有无肿物，记录大小、形状、是否有蒂等。顺时针方向检查一圈，再逆时针方向检查一圈，记录观察所见。针对患者病情进行相关操作，如取组织病理活检、留置输尿管支架管等。

（4）检查完毕后取出观察镜，置入闭孔器并撤出镜鞘。

（5）记录检查所见，生成图文报告。

四、膀胱镜的临床作用

（一）膀胱肿瘤的诊断

膀胱镜检查和活检是诊断膀胱肿瘤最可靠的方法，也是术后复发监测的主要手段之一。其中原位癌主要依靠膀胱镜检查，常规影像学方法很难诊断。膀胱镜检查包括普通硬性膀胱镜及软性膀胱镜检查。如有条件，建议使用软性膀胱镜检查，与硬性膀胱镜相比，该方法具有损伤小、视野无盲区、相对舒适等优点。

膀胱镜检查可以明确膀胱肿瘤的数目、大小、形态（乳头状或广基）、部位、生长方式及周围膀胱黏膜的异常情况，可以对肿瘤和可疑病变进行活检以明确病理类型。

当尿脱落细胞学检查阳性或膀胱黏膜异常时，建议对肿物及周围黏膜活检，以明确诊断和了解肿瘤范围。尿细胞学阳性而膀胱黏膜正常，或者怀疑存在原位癌时，应考虑行随机活检。

原位癌、多发肿瘤或肿瘤位于膀胱三角区或膀胱颈部时，建议行前列腺部尿道活检明确病理。尿细胞阳性或前列腺部尿道黏膜异常时，此部位行活检。

对于怀疑膀胱微小肿瘤或者原位癌，普通膀胱镜检查无法确诊时，可以考虑进行荧光膀胱镜或者窄带成像膀胱镜：

（1）荧光膀胱镜：荧光膀胱镜检查是通过向膀胱内灌注光敏剂，如：5-氨基酮戊酸（5- aminolevulinic acid，ALA）、氨基酮戊酸己酯（hexyl aminolevulinate，

HAL)、吡柔比星等，能发现普通膀胱镜难以发现的小肿瘤或原位癌，检出率可提高14%~25%。怀疑有膀胱原位癌或尿细胞学检查阳性而普通膀胱镜检查黏膜正常时，建议选择荧光膀胱镜检查。

（2）窄带成像（narrow band imaging，NBI）膀胱镜：与传统白光模式内镜相比，NBI显示膀胱黏膜表面微细结构和黏膜下血管更清晰，有助于早期发现与诊断微小病灶，提高膀胱原位癌的检出率，降低术后复发率。NBI膀胱镜对膀胱原位癌诊断的敏感度、特异度和准确率均优于普通膀胱镜。只能通过NBI膀胱镜发现而普通膀胱镜未发现的肿瘤占17.1%，42%尿细胞学阳性而普通膀胱镜检阴性患者通过NBI膀胱镜检查发现膀胱肿瘤。

（二）血尿的诊断

1.对血尿患者的诊断价值

血尿是常见的泌尿外科疾病症状之一，可分为肉眼血尿及镜下血尿。每1000 mL尿中含有1 mL以上血液时可呈肉眼血尿；镜下血尿定义为：离心尿液每高倍视野（×400）中红细胞计数≥3个。

当患者出现肉眼血尿或有症状的镜下血尿时，排除尿道感染、创伤、妇科和内科疾病引起的血尿后，建议患者进行膀胱镜检查。当患者表现为无症状的镜下血尿时，若患者年龄男性大于40岁、女性大于50岁或有以下危险因素（吸烟史、盆腔放疗史、上尿路尿路上皮癌病史、职业接触苯或芳香胺化学品史、环磷酰胺化疗病史）时，推荐患者进行膀胱镜检查。

膀胱镜检查可以帮助了解血尿发生的原因，明确血尿的来源，对于血尿患者是否因泌尿系肿瘤导致有特殊的诊断价值。

2.对上尿路血尿的诊断价值

当进行膀胱镜检查时发现输尿管口喷血，则可证实血尿来源于该侧上尿路。此时可进行膀胱镜下逆行上尿路插管，引流并留取肾盂尿液进行尿常规、细胞学的检验检查以确定病因及进行病理诊断，同时可行逆行肾盂造影术以显示肾盂、输尿管的形态及病变部位。通过肾盂尿细胞学、逆行肾盂造影等检查可早期发现上尿路肿瘤。

（三）治疗后（手术/放化疗）的随访

1.非肌层浸润性膀胱癌

推荐所有非肌层浸润性膀胱癌患者术后常规进行膀

脱镜检查。对非肌层浸润性膀胱癌患者来说，TURBT术后3个月的第一次膀胱镜检查结果是评价肿瘤复发和进展的重要预后指标。

非肌层浸润性膀胱癌患者应在术后前2年每3~6个月行一次膀胱镜检查，此后每6~12个月行一次膀胱镜检，第5年开始每年1次。

随访中如果膀胱镜检提示可疑肿物或者尿细胞学阳性，需进行膀胱镜活检，一旦出现肿瘤复发，治疗后的随访方案按上述方案重新开始。

2.肌层浸润性膀胱癌

对于行保留膀胱治疗（膀胱部分切除/同步放化疗）的肌层浸润性膀胱癌患者，推荐患者术后2年内每3月行一次膀胱镜检查，3~5年内每6月一次膀胱镜检查，5~10年内每一年一次膀胱镜检查，10年后根据临床需要进行严密随诊。

随访过程中对于新发或者肿瘤相关症状或体征恶化的患者，进行治疗后的随访方案按上述方案重新开始。

3.上尿路尿路上皮癌

由于上尿路尿路上皮癌有多中心复发的倾向，随诊应注意术后有发生膀胱肿瘤的可能，因此应在术后进行膀胱镜检查以评估膀胱情况。

行根治性肾输尿管切除术的低危患者，建议术后3个月、9个月行膀胱镜检查；以后每年1次，持续5年；高危患者术后每隔3个月行膀胱镜检查，持续2年；此后每隔6个月检查，持续5年；然后每年1次至终生。

行保留肾脏手术的低危患者在随诊中无需行膀胱镜检查；高危患者在术后3个月和6个月进行膀胱镜检查，第二年每6个月检查一次，然后每年检查1次至术后5年。

4.膀胱镜下的微创治疗

膀胱肿瘤是泌尿系统常见的肿瘤，95%以上是尿路上皮肿瘤，腺癌、鳞癌及肉瘤少见。临床上最常见的症状是间歇发作的无痛性肉眼血尿，有时会出现严重的下尿路刺激症状。经尿道膀胱肿瘤切除术是非肌层浸润性膀胱癌常用的治疗手段，可以选择电刀、等离子、激光等能量设备进行经尿道切除手术。

由于激光气化效果好，凝固层薄，能对组织精准切割，无闭孔反射，出血和膀胱穿孔并发症发生率低，近年来在临床上得到了广泛应用。

（1）适应证

a.非肌层浸润性膀胱癌（Ta和T1期）。

b.肌层浸润性膀胱癌患者保留膀胱综合治疗的外科治疗手段。

c.影像学或膀胱镜检查发现膀胱肿瘤，通过诊断性电切明确病理诊断和分期、分级。

d.晚期膀胱癌的保守或姑息性治疗。

（2）禁忌证

a.尿道狭窄，电切镜难以放入。

b.膀胱挛缩，无法充盈。

c.凝血功能明显异常，经规范治疗后无法纠正。

d.脊柱或骨盆畸形不能平卧。

e.严重的心脑血管/内科疾病。

f.经尿道膀胱肿瘤电切术。

（3）经尿道膀胱肿瘤电切术

a.操作方法

①全身麻醉或硬脊膜外麻醉。

②患者截石位，消毒铺巾。

③放入电切镜，观察膀胱颈口、三角区、双侧输尿管口，确认肿瘤的部位、数目、大小和基底情况，充分

估计电切的效果。

④膀胱循环灌注，保持视野清晰。

⑤伸入电切镜从肿瘤表面开始切除，直至肿瘤基底下的肌层。

⑥电凝出血点，对肿瘤基底周围的异常黏膜下血管可同时电凝。

⑦对可疑的黏膜做再次活检，冰冻切片或者病理检查明确诊断，若为肿瘤，需要二次电切。

⑧冲洗器冲洗出已切除的肿瘤碎片和膀胱组织，送病理检查。

⑨复查膀胱和手术区，止血彻底后，退镜。

⑩保留导尿管。

b.注意事项

①辨清输尿管口位置，对输尿管口周围的肿瘤采用单纯电切，尽量避免电凝，防止造成输尿管口狭窄。

②位于膀胱侧壁的肿瘤，可改用高频电凝或闭孔神经局部封闭，减少闭孔神经反射。

③当电切的深部出现脂肪组织时，表明出现膀胱穿孔，应立即停止这一区域的操作，尽快结束手术，将膀胱以导尿管引流，并保持通畅，以防尿外渗。

④术后保留导尿管，一般3~7天，根据电切的范围和深度以及患者的身体情况控制时间。

⑤术后7天内开始规则的膀胱内灌注化疗。

c.并发症的处理

①出血：术中肿瘤基底部的出血应立即电凝止血，术后出血通过导尿管引流及膀胱冲洗多可缓解，少数患者需要再次手术止血或清除膀胱内血凝块。

②膀胱穿孔：电切过深、膀胱过度充盈及闭孔反射是穿孔的主要原因，电切时膀胱灌入液体不能太多，以免膀胱过度膨胀，使膀胱壁变得太薄而容易穿孔；电切侧壁肿瘤时需警惕闭孔反射发生，切除侧壁肿瘤前，可适当加深麻醉予以肌松剂甚至闭孔神经阻滞，可请助手固定同侧下肢，电切时尽量采取间歇式触发电切模式，均可降低由于闭孔反射导致的膀胱穿孔发生。一旦切除组织底部见到脂肪组织时，提示已经穿孔，应立即停止这一区域的电切。

③电切综合征：手术时间过长或膀胱穿孔时，由于冲洗液大量吸收，可导致大量冲洗液吸收，容量负荷过重导致电切综合征发生。对于基础心肺功能或肾功能不全的患者，可能引发急性心功能衰竭等严重并发症，并

导致死亡。对于此类患者，术中应谨慎操作，避免膀胱穿孔并发症发生，并尽量缩短手术时间。手术时间过长时，可考虑使用利尿剂。

（4）经尿道膀胱肿瘤激光切除术

a.操作方法

①麻醉和消毒方法同前。

②根据具体使用的激光调整激光输出功率及频率。

③放入电切镜，同法观察膀胱，确认肿瘤部位、大小和数目，伸入激光光纤，在距离肿瘤基底部1 cm处标记剜除范围。

④沿着标记的位置将黏膜切开，同时进行钝性分离，将肿瘤及其下部分肌层进行完整地剜除，进行整块切除。

⑤检查患者膀胱内是否残留肿瘤组织，并烧灼肿瘤周围创面的黏膜，减少复发。

⑥手术完毕后，通过镜鞘将肿瘤组织冲出，如果是较大的整块肿瘤，可先用激光将其切成块状，随后通过镜鞘取出。

⑦术后留置导尿管，必要时接生理盐水行膀胱冲洗。

b.临床常用膀胱肿瘤切除激光介绍

①钬激光：钬激光（holmium laser）波长为2140 nm，穿透深度达0.4 mm，属于脉冲式柱状激光。其原理是能够将足够能量压缩于柔软纤细的光纤内，使其通过狭小的管腔，过激发后产生爆破能量将肿瘤组织与正常组织分离开来，被广泛用于狭小腔道手术当中。钬激光具有爆破分离能力，对周围组织热损伤小，肿瘤组织可获得更精确的病理分期，但工作时激光能量产生的微气泡，可能会影响术区视野。

②铥激光：铥激光（thulium laser）波长在1.75~2.22 μm之间，穿透深度为0.3~0.4 mm。铥激光切割效率高，能够提供完整的病理标本组织，但铥激光切割肿瘤时，切面会产生一层结痂，可能影响手术视野。

③绿激光（green-light laser）：其波长为532 nm，具有止血效果好的优势，术中视野更加清晰，适用于口服抗凝药物的心脑血管疾病患者。

其他还有钕激光和半导体激光也在临床应用。激光剜除术应用于膀胱肿瘤具有安全性高、术中及术后并发症少、出血风险低、病理诊断准确性更高等优势，值得进一步推广应用。

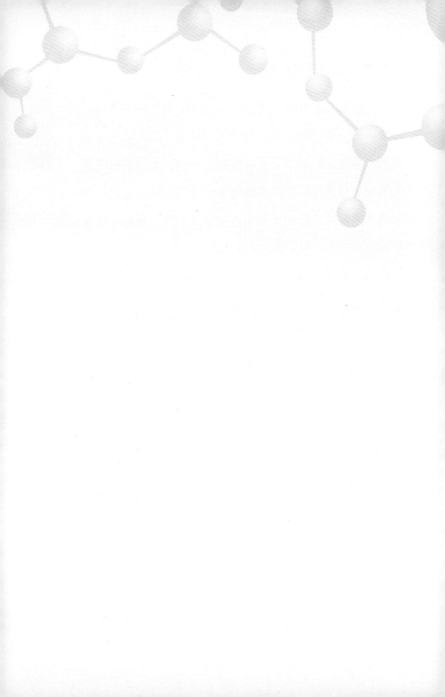

第六章

妇科肿瘤内镜诊疗技术指南

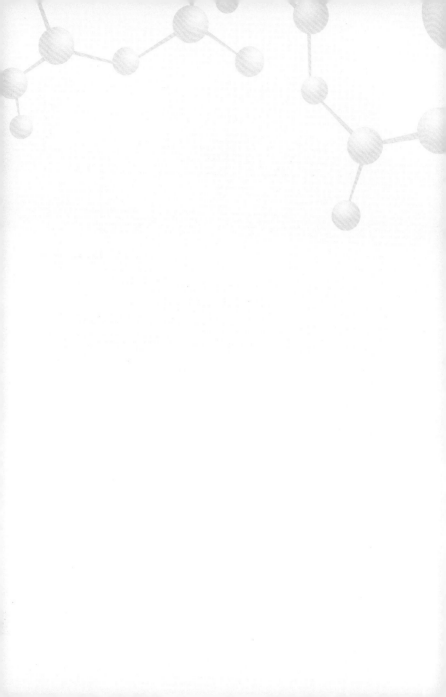

在妇科恶性肿瘤的诊疗活动中，内镜技术可协助医生直观地观察病变、准确进行活检获得病理学诊断、评价治疗效果、结合治疗工具进行相应治疗的目的。常用的内镜主要包括阴道镜和宫腔镜。

一、阴道镜

阴道镜的应用已有百年历史，它是一种介于肉眼和低倍显微镜之间的内镜，检查时通过充分照明及局部放大对下生殖道和肛周区域上皮组织和血管进行观察，可以识别肉眼不可见的组织改变，引导检查医师对可疑病变进行准确的定位活检。阴道镜检查一般无需麻醉，于门诊即可完成，患者痛苦小，并发症发生率低。

（一）阴道镜适应证与禁忌证

1.适应证

（1）子宫颈癌筛查结果异常。

（2）临床可疑为宫颈或阴道病变：如下生殖道异常出血、异常阴道排液、宫颈外观异常等，不论细胞学结果如何。

（3）下生殖道病变治疗后随访。

2.禁忌证

阴道镜检查无绝对禁忌证。患有急性生殖道感染时应在纠正炎症后再行检查。可在月经周期的任何时间进行阴道镜检查，但无特殊情况不建议在月经期进行。

3.注意事项

阴道镜检查前24小时内避免阴道冲洗、用药及性交，不做妇科检查及宫颈细胞学采集，以免损伤上皮影响观察。绝经后妇女阴道萎缩严重者，在无禁忌证前提下可提前应用阴道内雌激素制剂改善检查的容受度。

（二）阴道镜诊疗技术操作流程

（1）询问病史和既往辅助检查资料，签署阴道镜检查知情同意书。

（2）受检者取膀胱截石位，首先检查外阴、肛周区域，必要时3%~5%醋酸染色后观察是否存在醋白反应和表面血管改变。然后置入大小合适的窥器。

（3）观察阴道、子宫颈全貌。

（4）用生理盐水棉签或棉球湿润子宫颈及阴道上皮，清除黏液或其他分泌物。观察宫颈表面是否有白斑、赘生物、出血等异常表现。

（5）醋酸试验：将浸有3%~5%醋酸溶液的棉球完全覆盖于子宫颈阴道部、穹隆及阴道，湿敷60秒后取出棉球，拭去多余的醋酸溶液。放大不同倍数观察子宫颈及阴道上皮的变化，判断宫颈上皮转化区类型。Ⅱ、Ⅲ型转化区可借助子宫颈管扩张器或其他器具观察转化区上界。检查阴道时，缓慢旋转窥器，使阴道前后及侧壁完全可见。检查过程中如有需要，可于4分钟后重复使用醋酸溶液。

（6）必要时可辅以复方碘试验。

（7）作出阴道镜诊断。

（8）阴道镜指引下对子宫颈（或阴道）异常区域最严重的病变部位进行活检。推荐进行阴道镜下多点活检，Wentzensen等的研究发现，2~3处活检检出宫颈高度病变的灵敏度可达85.6%~95.6%，明显高于单一活检的60.6%。2019年ASCCP指南强调，基于风险分层的阴道镜实践策略，对于中、高风险者，即使阴道镜检查结果正常，仍需进行活检，以确保CIN 2+不会丢失。对于宫颈细胞学为非典型腺细胞、阴道镜下无法看到深入颈管内的病变边界或转化区未能完全看到的患者，应行子宫颈管搔刮术（妊娠期除外）。不同部位的取材应分别标记，并放入4%中性甲醛溶液中固定后送病理检查。

（9）止血，轻柔取下窥器。

（10）记录阴道镜所见。向受检者交代注意事项、预约复诊时间及指导离院后的护理。

（三）阴道镜检查主要观察内容

（1）宫颈上皮鳞柱交界，判断转化区范围及类型。

（2）寻找醋白上皮，观察醋白上皮的厚度、边界、位置、与转化区的关系、消退速度以及是否合并血管改变。病变越重，醋白反应越明显、面积大、轮廓硬直、边界清晰、出现越早、持续时间也越长。

（3）血管结构改变，即是否可见点状血管、异型血管或镶嵌样构型。观察血管走行、形态、与醋白上皮的关系。可用绿色滤镜协助观察。病变程度越重，醋白上皮表面的点状血管、镶嵌和腺体开口白环越粗大显著。

（四）阴道镜在妇科肿瘤中的应用价值

阴道镜检查是发现子宫颈癌筛查异常结果后初始评估的重要步骤，是明确诊断和指导治疗的重要工具，成为子宫颈癌筛查及早诊早治中的重要环节，在妇科临床上已不可或缺。同时，阴道镜检查在下生殖道病变的治疗和随访中都具有不可替代的重要作用，尤其对于治疗后细胞学结果异常或临床表现异常的患者，阴道镜是早期发现病变复发的主要检查手段。

参考文献

1.Zhang L，Xie T，Li Y，et al. Diagnostic value and safety of medical thoracoscopy under local anesthesia for unexplained diffuse interstitial lung disease：A retrospective study. Chronic respiratory disease，2022，19：14799731221133389.

2.van Wanrooij RLJ，Bronswijk M，Kunda R，et al. Therapeutic endoscopic ultrasound：European Society of Gastrointestinal Endoscopy（ESGE）Technical Review. Endoscopy，2022，54（3）：310-332.

3.van der Merwe SW，van Wanrooij RLJ，Bronswijk M，et al. Therapeutic endoscopic ultrasound：European Society of Gastrointestinal Endoscopy（ESGE）Guideline. Endoscopy，2022，54（2）：185-205.

4.Tyberg A，Napoleon B，Robles-Medranda C，et al. Hepaticogastrostomy versus choledochoduodenostomy：An international multicenter study on their long-term patency. Endoscopic ultrasound，2022，11（1）：38-43.

5.Repici A，Spadaccini M，Antonelli G，et al. Artificial intelligence and colonoscopy experience：lessons from two randomised trials. Gut, 2022, 71（4）: 757-765.

6. Pimentel-Nunes P, Libanio D, Bastiaansen BAJ, et al. Endoscopic submucosal dissection for superficial gastrointestinal lesions: European Society of Gastrointestinal Endoscopy（ESGE）Guideline - Update 2022. Endoscopy, 2022, 54（6）: 591-622.

7. Matsubara S, Nakagawa K, Suda K, et al. Practical Tips for Safe and Successful Endoscopic Ultrasound-Guided Hepaticogastrostomy: A State-of-the-Art Technical Review. Journal of clinical medicine, 2022, 11（6）.

8. Lordick F, Carneiro F, Cascinu S, et al. Gastric cancer: ESMO Clinical Practice Guideline for diagnosis, treatment and follow-up. Annals of oncology: official journal of the European Society for Medical Oncology, 2022, 33（10）: 1005-1020.

9. Hashimoto M, Yuki M, Kitajima K, et al. Incidence and Risk Factors of Chest Wall Metastasis at Biopsy Sites in Patients with Malignant Pleural Mesothelioma. Cancers, 2022, 14（18）: 4356.

10. Forbes N, Coelho-Prabhu N, Al-Haddad MA, et al.

Adverse events associated with EUS and EUS-guided procedures. 2022, 95（1）: 16-26. e2.

11. Flor de Lima M, Castro B, Rodríguez-Carrasco M, et al. Best additional management after non-curative endoscopic resection of esophageal squamous cell carcinoma: a systematic review and meta-analysis. Scandinavian journal of gastroenterology, 2022, 57（5）: 525-533.

12. Dietrich CF, Braden B, Burmeister S, et al. How to perform EUS-guided biliary drainage. Endoscopic ultrasound, 2022.

13. Amoyel M, Belle A, Dhooge M, et al. Endoscopic management of non-ampullary duodenal adenomas. Endoscopy international open, 2022, 10（1）: e96-e108.

14. 中华医学会消化内镜学分会小肠镜和胶囊镜学组，国家消化系统疾病临床医学研究中心（上海）. 中国小肠镜诊治 Peutz-Jeghers 综合征的专家共识意见（2022 年）. 中华消化内镜杂志，2022, 39（7）: 505-515.

15. 中国抗癌协会胃癌专业委员会. CACA 胃癌整合诊治指南（精简版）. 中国肿瘤临床，2022, 49（14）:

703-710.

16. 王洪武，金发光. 硬质支气管镜临床应用专家共识. 中华肺部疾病杂志（电子版），2022，15（1）：6-10.

17. 马文壮，葛楠，吕扬，等. 超声内镜引导下胆道引流术的研究现状及应用进展. 中国医科大学学报，2022，51（8）：738-743.

18. 刘毅，鲍红柳，王玫，等. 电子喉镜窄带成像技术模式在早期喉癌诊断中的应用及其与病理结果一致性的研究. 中国内镜杂志，2022，28（7）：6.

19. 刘晓黎，杨秀芝，杨如玺. 支气管镜下冷冻治疗联合全身化疗对肺癌患者临床疗效及临床症状与生存质量的影响. 实用癌症杂志，2022，37（1）：96-98.

20. 赫捷，陈万青，李兆申，等. 中国胃癌筛查与早诊早治指南（2022，北京）. 中华肿瘤杂志，2022，44（7）：634-666.

21. 国家消化系统疾病临床医学研究中心（上海），中华医学会消化内镜学分会，中国抗癌协会肿瘤内镜专业委员会，中国医师协会内镜医师分会消化内镜专业委员会，中国医师协会内镜医师分会内镜健康管理与体检专业委员会.中国结直肠癌癌前病变和癌前状态处理策略专家共识.中华消化内镜杂志，2022，39（1）：1-18.

22.Zhi X，Chen J，Xie F，et al. Diagnostic value of endobronchial ultrasound image features：A specialized review. Endoscopic ultrasound，2021，10（1）：3-18.

23. Venkatachalapathy SV，James MW，Huggett MT，et al. Utility of palliative EUS-guided biliary drainage using lumen-apposing metal stents：a prospective multicenter feasibility study（with video）. Gastrointestinal endoscopy，2021，94（2）：321-328.

24.Vanbiervliet G，Strijker M，Arvanitakis M，et al. Endoscopic management of ampullary tumors：European Society of Gastrointestinal Endoscopy（ESGE）Guideline. Endoscopy，2021，53（4）：429-448.

25.Vanbiervliet G，Moss A，Arvanitakis M，et al. Endoscopic management of superficial nonampullary duodenal tumors：European Society of Gastrointestinal Endoscopy（ESGE）Guideline. Endoscopy，2021，53（5）：522-534.

26. Sundaram S，Dhir V. EUS-guided biliary drainage for malignant hilar biliary obstruction：A concise review. Endoscopic ultrasound，2021，10（3）：154-160.

27. Pawa R，Pleasant T，Tom C，et al. Endoscopic ultrasound-guided biliary drainage：Are we there yet? World journal of gastrointestinal endoscopy，2021，13（8）：302-318.

28. Park CH，Yang DH，Kim JW，et al. Clinical practice guideline for endoscopic resection of early gastrointestinal cancer. Intestinal research，2021，19（2）：127-157.

29. Ono H，Yao K，Fujishiro M，et al. Guidelines for endoscopic submucosal dissection and endoscopic mucosal resection for early gastric cancer（second edition）. Digestive endoscopy：official journal of the Japan Gastroenterological Endoscopy Society，2021，33（1）：4-20.

30. Miyamoto Y，Nonaka S，Oda I，et al. Safety and usefulness of endoscopic submucosal dissection for early esophageal cancers in elderly patients aged 80 years or older. Esophagus：official journal of the Japan Esophageal So-

ciety，2021，18（1）：81-89.

31. Lyu Y，Li T，Cheng Y，et al. Endoscopic ultrasound-guided vs ERCP-guided biliary drainage for malignant biliary obstruction：A up-to-date meta-analysis and systematic review. Digestive and liver disease：official journal of the Italian Society of Gastroenterology and the Italian Association for the Study of the Liver，2021，53（10）：1247-1253.

32. Li Z，Dou L，Liu Y，et al. The value of endoscopic resection for non-ampullary duodenal lesions：A single-center experience. Saudi journal of gastroenterology：official journal of the Saudi Gastroenterology Association，2021，27（5）：302-308.

33. Karagyozov PI，Tishkov I，Boeva I，et al. Endoscopic ultrasound-guided biliary drainage-current status and future perspectives. World journal of gastrointestinal endoscopy，2021，13（12）：607-618.

34. Fritzsche JA，Fockens P，Barthet M，et al. Expert consensus on endoscopic papillectomy using a Delphi process. Gastrointestinal endoscopy，2021，94（4）：760-

773.e18.

35. Chetcuti Zammit S, Sidhu R. Capsule endoscopy – Recent developments and future directions. Expert review of gastroenterology & hepatology, 2021, 15 (2): 127-137.

36. Chantarojanasiri T, Ratanachu-Ek T, Pausawasdi N. What You Need to Know Before Performing Endoscopic Ultrasound-guided Hepaticogastrostomy. Clinical endoscopy, 2021, 54 (3): 301-308.

37. Cazacu IM, Semaan A, Stephens B, et al. Diagnostic value of digital droplet polymerase chain reaction and digital multiplexed detection of single-nucleotide variants in pancreatic cytology specimens collected by EUS-guided FNA. Gastrointestinal endoscopy, 2021, 93 (5): 1142-1151.e2.

38. Avasarala SK, Lentz RJ, Maldonado F. Medical Thoracoscopy. Clinics in chest medicine, 2021, 42 (4): 751-766.

39. Association JGC. Japanese gastric cancer treatment guidelines 2018 (5th edition). Gastric cancer: official jour-

nal of the International Gastric Cancer Association and the Japanese Gastric Cancer Association，2021，24（1）：1-21.

40. 张同真，肖年军，宁守斌.气囊辅助小肠镜分期治疗波伊茨-耶格综合征小肠息肉165例的安全性和有效性随访研究.中华消化杂志，2021，41（2）：107-111.

41. 王洪武，金发光，张楠.气道内金属支架临床应用中国专家共识.中华肺部疾病杂志（电子版），2021，14（1）：5-10.

42. 宋晓伟，张田，闫海燕.支气管镜下局部化疗对中央型肺癌患者的治疗效果及不良反应.癌症进展，2021，19（3）：256-259，301.

43. 国家消化系统疾病临床医学研究中心，国家消化内镜质控中心，中华医学会消化内镜学分会胶囊内镜协作组，上海市医学会消化内镜专科分会胶囊内镜学组.中国磁控胶囊胃镜临床应用指南（2021，上海）.中华消化内镜杂志，2021，38（12）：949-963.

44. 国家消化系统疾病临床医学研究中心，国家消化内镜质控中心，中华医学会消化内镜学分会胶囊内镜協作組，上海市醫學會消化內鏡專科分會膠囊內鏡學組.中國小腸膠囊內鏡臨床應用指南（2021，上海）.中華消化內鏡雜誌，2021，38（8）：589-614.

45.公宇.早期下咽病變內鏡黏膜下剝離術臨床價值分析及早期胃黏膜病變ESD術後遲發性出血風險因素研究：中國醫學科學院，清華大學醫學部，北京協和醫學院；2021.

46.陳明遠.鼻咽癌微創外科學.廣州：廣東科技出版社，2021.

47.Zhou W，Gao L，Wang SM，et al. Comparison of smear cytology and liquid-based cytology in EUS-guided FNA of pancreatic lesions：experience from a large tertiary center. Gastrointestinal endoscopy，2020，91（4）：932-942.

48.Yao K，Uedo N，Kamada T，et al. Guidelines for endo-scopic diagnosis of early gastric cancer. Digestive endos-copy：official journal of the Japan Gastroenterological Endoscopy Society，2020，32（5）：663-698.

49.Yamamoto Y，Ogura T，Nishioka N，et al. Risk factors for adverse events associated with bile leak during EUS-guided hepaticogastrostomy. Endoscopic ultrasound, 2020, 9（2）: 110-115.

50. VanderLaan PA. Collection and Handling of Thoracic Small Biopsy and Cytology Specimens for Ancillary Studies Guideline from the College of American Pathologists （CAP）: implications for the cytology community. Journal of the American Society of Cytopathology, 2020, 9 （4）: 286-290.

51.Spadaccini M, Fugazza A, Frazzoni L, et al. Endoscopic papillectomy for neoplastic ampullary lesions: A systematic review with pooled analysis. United European gastroenterology journal, 2020, 8（1）: 44-51.

52.Sainz Zu?iga PV, Vakil E, Molina S, et al. Sensitivity of Radial Endobronchial Ultrasound-Guided Bronchoscopy for Lung Cancer in Patients With Peripheral Pulmonary Lesions: An Updated Meta-analysis. Chest, 2020, 157（4）: 994-1011.

53.Pérez-Cuadrado Martínez E, Pérez-Cuadrado Robles E. Advanced therapy by device-assisted enteroscopy. Revista espanola de enfermedades digestivas: organo oficial de la Sociedad Espanola de Patologia Digestiva, 2020, 112（4）: 273-277.

54. Na HK, Kim D, Ahn JY, et al. Clinical Outcomes following Endoscopic Treatment for Sporadic Nonampullary Duodenal Adenoma. Digestive Diseases, 2020, 38 （5）: 364-372.

55. Moura D, Mccarty TR, Jirapinyo P, et al. Endoscopic Ultrasound Fine-Needle Aspiration versus Fine-Needle Biopsy for Lymph Node Diagnosis: A Large Multicenter Comparative Analysis. 2020, （5）: 600-610.

56. McGuire AL, Myers R, Grant K, et al. The Diagnostic Accuracy and Sensitivity for Malignancy of Radial-Endobronchial Ultrasound and Electromagnetic Navigation Bronchoscopy for Sampling of Peripheral Pulmonary Lesions: Systematic Review and Meta-analysis. Journal of bronchology & interventional pulmonology, 2020, 27 （2）: 106-121.

57. Liu YZ, Lv XH, Deng K, et al. Efficacy and safety of endoscopic submucosal tunnel dissection vs endoscopic submucosal dissection for early superficial upper gastro-

intestinal precancerous lesions and tumors: A meta-analysis. Journal of digestive diseases, 2020, 21 (9): 480-489.

58. Lisotti A, Frazzoni L, Fuccio L, et al. Repeat EUS-FNA of pancreatic masses after nondiagnostic or inconclusive results: systematic review and meta-analysis. Gastrointestinal endoscopy, 2020, 91 (6): 1234-1241.e4.

59. Li S, Yan W, Chen M, et al. Virtual bronchoscopic navigation without fluoroscopy guidance for peripheral pulmonary lesions in inexperienced pulmonologist. Chinese journal of cancer research = Chung-kuo yen cheng yen chiu, 2020, 32 (4): 530-539.

60. Li DF, Wang JY, Yang MF, et al. Factors associated with diagnostic accuracy, technical success and adverse events of endoscopic ultrasound-guided fine-needle biopsy: A systematic review and meta-analysis. Journal of Gastroenterology and Hepatology, 2020, 35 (8): 1264-1276.

61. Larghi A, Lawlor RT, Crinò SF, et al. Endoscopic ul-

trasound guided fine needle biopsy samples to drive personalized medicine: A proof of concept study. Pancreatology: official journal of the International Association of Pancreatology (IAP), 2020, 20 (4): 778-780.

62. Khoo S, Do NDT, Kongkam P. Efficacy and safety of EUS biliary drainage in malignant distal and hilar biliary obstruction: A comprehensive review of literature and algorithm. Endoscopic ultrasound, 2020, 9 (6): 369-379.

63. Jin Z, Wei Y, Lin H, et al. Endoscopic ultrasound-guided versus endoscopic retrograde cholangiopancreatography-guided biliary drainage for primary treatment of distal malignant biliary obstruction: A systematic review and meta-analysis. Digestive endoscopy: official journal of the Japan Gastroenterological Endoscopy Society, 2020, 32 (1): 16-26.

64. Jin F, Li Q, Bai C, et al. Chinese Expert Recommendation for Diagnosis and Treatment of Massive Hemoptysis. Respiration; international review of thoracic diseases, 2020, 99 (1): 83-92.

65. Jiang S，Xie F，Mao X，et al. The value of navigation bronchoscopy in the diagnosis of peripheral pulmonary lesions： A meta-analysis. Thoracic cancer，2020，11（5）：1191-1201.

66. Davidson K，Shojaee S. Managing Massive Hemoptysis. Chest，2020，157（1）：77-88.

67. Chun JW，Lee K，Lee SH，et al. Comparison of liquid-based cytology with conventional smear cytology for EUS-guided FNA of solid pancreatic masses： a prospective randomized noninferiority study. Gastrointestinal endoscopy，2020，91（4）：837-846.e1.

68. Cho E，Park CH，Kim TH，et al. A prospective，randomized，multicenter clinical trial comparing 25-gauge and 20-gauge biopsy needles for endoscopic ultrasound-guided sampling of solid pancreatic lesions. Surgical endoscopy，2020，34（3）：1310-1317.

69. 中华人民共和国国家卫生健康委员会. 中国结直肠癌诊疗规范（2020年版）. 中华外科杂志，2020，58（8）：561-585.

70. 中国抗癌协会肿瘤光动力治疗专业委员会 . 食管癌光

动力治疗临床应用专家共识.食管疾病，2020，2（1）：1-7.

71. 史鹏帅.早期声门型喉癌患者手术、放疗和光动力治疗的对照分析.中国误诊学杂志，2020，15（02）：56-58.

72. 阮荣蔚，俞江平，陶亚利，等.内镜黏膜下剥离术治疗早期下咽癌及癌前病变的可行性研究.中国内镜杂志，2020，26（7）：76-82.

73. 吕凌燕，黄萌萌，王玉芝，等.CO_2激光内镜下切除早期不同类型喉癌的临床效果和并发症分析.岭南现代临床外科，2020，20（04）：522-526.

74. 练键勤，凌威，赵以谦.高清染色内镜（i-scan）技术在鼻咽癌早期诊断中的价值分析.当代医学，2020，26（12）：163-164.

75. 杜奕奇，李兆申.我国消化道早癌筛查的挑战和展望.第二军医大学学报，2020，41（1）：1-5.

76. Youssef SJ，Orbelo DM，Sakata KK，et al. Dysphonia Due to Vocal Cord Injury After Rigid Bronchoscopy：A Case Study With 1-Year Bronchoscopic Follow-up. Journal of bronchology & interventional pulmonology，2019，

26（4）：e52-e5.

77. van der Wiel SE，Poley JW，Koch AD，et al. Endoscopic resection of advanced ampullary adenomas：a single-center 14-year retrospective cohort study. Surgical endoscopy，2019，33（4）：1180-1188.

78. Tempero MA，Malafa MP，Chiorean EG，et al. Pancreatic Adenocarcinoma，Version 1.2019. Journal of the National Comprehensive Cancer Network，2019，17（3）：203-210.

79. Suzuki H，Takizawa K，Hirasawa T，et al. Short-term outcomes of multicenter prospective cohort study of gastric endoscopic resection：'Real-world evidence' in Japan. Digestive endoscopy：official journal of the Japan Gastroenterological Endoscopy Society，2019，31（1）：30-39.

80. Oki M，Saka H，Asano F，et al. Use of an Ultrathin vs Thin Bronchoscope for Peripheral Pulmonary Lesions：A Randomized Trial. Chest，2019，156（5）：954-964.

81. Liang W，Hu P，Guo W，et al. Appropriate treatment

sessions of flexible bronchoscopic balloon dilation for patients with nonmalignant central airway stenosis. Therapeutic advances in respiratory disease，2019，13：1753466619831966.

82. Li C，Jing B，Ke L，et al. 基于内镜图像深度学习的鼻咽恶性肿瘤检测模型的建立与验证. 癌症，2019，38（7）：317-328.

83. Kitagawa Y，Uno T，Oyama T，et al. Esophageal cancer practice guidelines 2017 edited by the Japan Esophageal Society：part 1. Esophagus：official journal of the Japan Esophageal Society，2019，16（1）：1-24.

84. Kitagawa Y，Uno T，Oyama T，et al. Esophageal cancer practice guidelines 2017 edited by the Japan esophageal society：part 2. Esophagus：official journal of the Japan Esophageal Society，2019，16（1）：25-43.

85. Kato M，Yahagi N，Ponchon T. Duodenum and Small Bowel：Mucosal Neoplasias. Atlas of Early Neoplasias of the Gastrointestinal Tract：Springer；2019. 223-239.

86. Jin F，Li Q，Li S，et al. Interventional Bronchoscopy for the Treatment of Malignant Central Airway Stenosis：

An Expert Recommendation for China. Respiration; international review of thoracic diseases, 2019, 97 (5): 484-494.

87. Isayama H, Nakai Y, Itoi T, et al. Clinical practice guidelines for safe performance of endoscopic ultrasound/ultrasonography-guided biliary drainage: 2018. Journal of hepato-biliary-pancreatic sciences, 2019, 26 (7): 249-269.

88. Hassan C, East J, Radaelli F, et al. Bowel preparation for colonoscopy: European Society of Gastrointestinal Endoscopy (ESGE) Guideline - Update 2019. Endoscopy, 2019, 51 (8): 775-794.

89. Fujiwara T, Nakajima T, Inage T, et al. The combination of endobronchial elastography and sonographic findings during endobronchial ultrasound-guided transbronchial needle aspiration for predicting nodal metastasis. Thoracic cancer, 2019, 10 (10): 2000-2005.

90. Fujie S, Ishiwatari H, Sasaki K, et al. Comparison of the Diagnostic Yield of the Standard 22-Gauge Needle and the New 20-Gauge Forward-Bevel Core Biopsy Nee-

dle for Endoscopic Ultrasound-Guided Tissue Acquisition from Pancreatic Lesions. Gut and liver, 2019, 13 (3): 349-355.

91.Folch EE, Pritchett MA, Nead MA, et al. Electromagnetic Navigation Bronchoscopy for Peripheral Pulmonary Lesions: One-Year Results of the Prospective, Multicenter NAVIGATE Study. Journal of thoracic oncology: official publication of the International Association for the Study of Lung Cancer, 2019, 14 (3): 445-458.

92.Facciorusso A, Wani S, Triantafyllou K, et al. Comparative accuracy of needle sizes and designs for EUS tissue sampling of solid pancreatic masses: a network meta-analysis. Gastrointestinal endoscopy, 2019, 90 (6): 893-903.e7.

93.Draganov PV, Wang AY, Othman MO, et al. AGA Institute Clinical Practice Update: Endoscopic Submucosal Dissection in the United States. Clinical gastroenterology and hepatology: the official clinical practice journal of the American Gastroenterological Association, 2019, 17 (1): 16-25.e1.

94.中华医学会呼吸病学分会介入呼吸病学学组.成人诊断性可弯曲支气管镜检查术应用指南（2019年版）.中华结核和呼吸杂志，2019，42（8）：573-590.

95.中国医师协会内镜医师分会消化内镜专业委员会，中国抗癌协会肿瘤内镜学专业委员会.中国消化内镜诊疗相关肠道准备指南（2019，上海）.中华消化内镜杂志，2019，36（7）：457-469.

96.张宝根，倪晓光.窄带成像内镜在头颈部肿瘤诊断中的应用.癌症进展，2019，17（2）：125-127，161.

97.苏丹.超声支气管镜引导下经支气管针吸活检术的护理及并发症的预防.现代消化及介入诊疗，2019，（A01）：1.

98.刘晓黎，杨如玺.成人诊断性可弯曲支气管镜检查术应用指南（2019年版）.中华结核和呼吸杂志，2019，（08）：573-590.

99.李继东，蒋泽娟，陈伟，等.电子支气管镜下氩气刀联合冷冻疗法治疗晚期肺癌的临床疗效及对患者癌性疼痛和免疫功能的影响.现代生物医学进展，2019，19（21）：4188-4191.

100.国家消化系统疾病临床医学研究中心，国家消化道早癌防治中心联盟，中华医学会消化内镜学分会，等．中国早期结直肠癌筛查流程专家共识意见（2019，上海）．中华消化内镜杂志，2019，36（10）：709-719.

101.国家消化内镜专业质控中心，国家消化系疾病临床医学研究中心，国家消化道早癌防治中心联盟，等．中国早期食管癌及癌前病变筛查专家共识意见（2019年，新乡）．中华消化内镜杂志，2019，36（11）：793-801.

102.国家消化内镜质控中心，国家麻醉质控中心．中国消化内镜诊疗镇静/麻醉操作技术规范．临床麻醉学杂志，2019，35（1）：81-84.

103.国家卫生健康委员会．食管癌诊疗规范（2018年版）．中华消化病与影像杂志（电子版），2019，9（4）：158-192.

104.冯剑，周涵，董伟达．喉癌内镜诊断技术研究进展．山东大学耳鼻喉眼学报，2019，33（03）：129-133.

105.北京市科委重大项目《早期胃癌治疗规范研究》专家组．早期胃癌内镜下规范化切除的专家共识意见

（2018，北京）.中华消化内镜杂志，2019，36（6）：381-392.